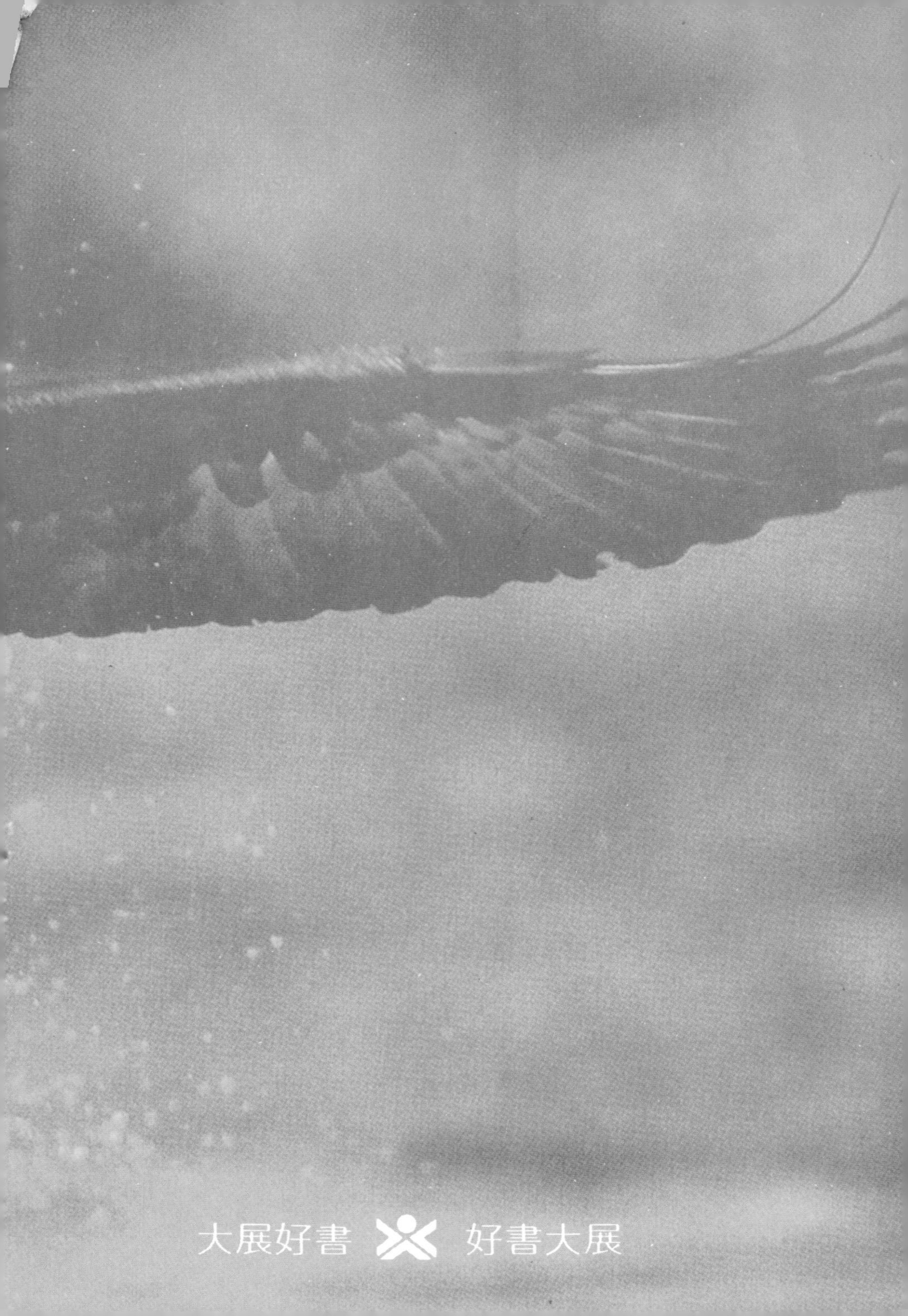
大展好書 好書大展

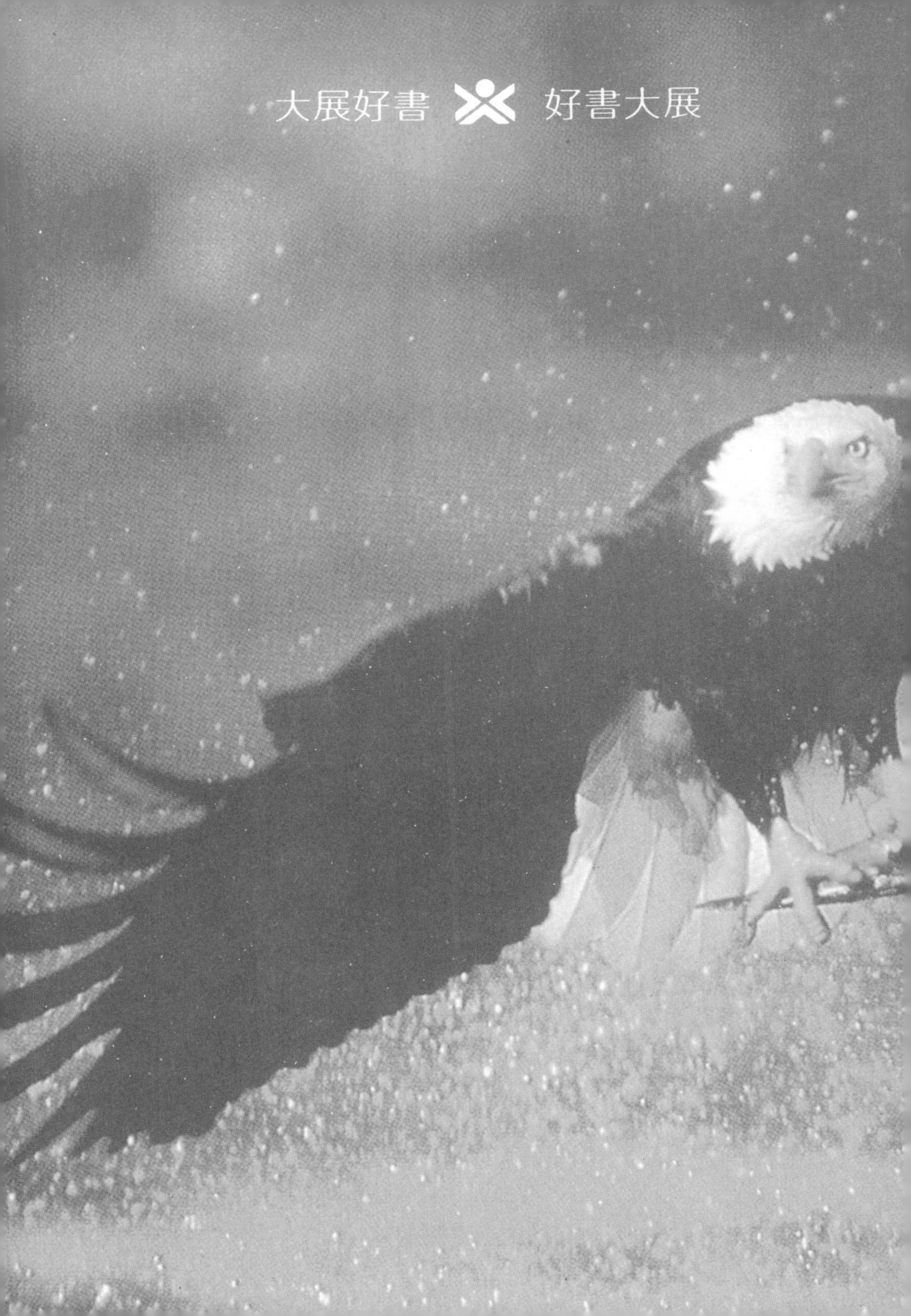
大展好書 好書大展

家庭醫學保健

23

肝臟病
安心治療

上野幸久／監著

杜秀卿／編譯

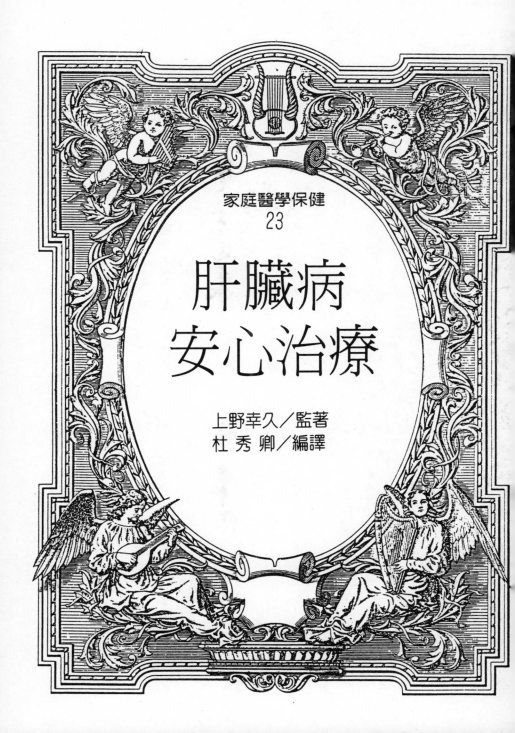

序言

現代人多半享有舒適的生活，衣食豐足才能夠知道禮節、知道健康的可貴。現在是大家能夠永保美麗、健康的時代了。配合此一情勢，各種健康圖書或雜誌相繼出版問世，也推薦民眾使用各種的健康器材，健康食品，健身房也是盛況空前，生意興隆。

在威脅國人健康的諸多疾病當中，據說「昔日為結核、今日為肝炎」，病毒性肝炎以及肝硬化、肝癌等肝臟病，為二十一世紀的國民病，成為社會及醫學上的大問題。尤其各種肝炎病毒的發現，以及特效藥干擾素的登場，眾人對於肝臟病的關心度提升了。

肝臟病主力的慢性肝炎、肝硬化、肝癌，也有不少年輕人罹患，到了四十五歲以後，患者人數急速增加，尤其是肝硬化、肝癌，可說是中高年齡層的疾病。本書基於醫學作家武智敦子許多的資料，由我主編，為各位做簡易的說明，希望各位能夠了解佔據成人病重要一角的肝臟病的原因、症狀、經過與治療法等。

平常接觸無數的肝臟病患者，讓我了解到這些人想從報紙、雜誌、圖書、電視、收音機等大眾傳播媒體正確得知並掌握專家的解說，著實不易。目前一般學者只是將尚未確立的實驗階段的診斷法、治療法介紹給眾人而已。當然，尖端的研究成果的確具有新聞價值，但是一般人並無法加以利用。

本書並不是介紹肝臟病學的最尖端的學說，乃是提供各位讀者了解的目前已經確立的疾病知識，以此為目的而編著本書。

肝臟病患者及家人，在醫院或診療所由於醫師過於忙碌，因此對於病情、診斷、治療法等，難以得到詳細的說明。閱讀本書，培養一些知識，就容易了解醫師的說明，也能夠學會療養的方法。

此外，平常因為工作忙碌，生活不規律而無暇顧及體調，但是卻擔心肝臟有問題的人，或是因為經常喝酒或使用藥物而傷肝的人，抑或是被醫生宣告肝臟功能不良的人，希望能夠因為閱讀本書而得到救助。

川崎中央病院名譽院長・顧問

上野幸久

「肝臟病患者」檢查表

你沒有問題嗎？——是否出現以下的情形呢？

符合這8項的人

1 出國旅行時飲生水、吃生食

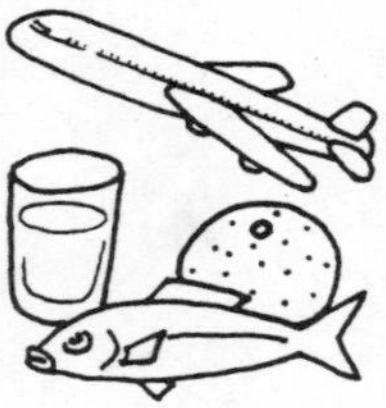

2 與不特定的多數人性交

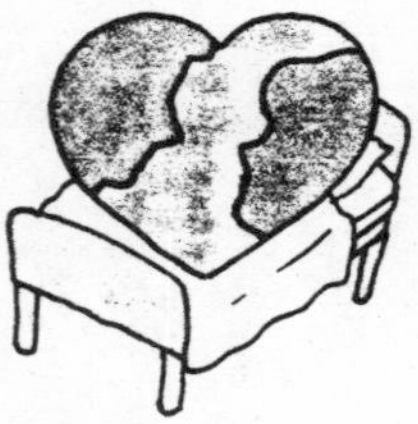

3 曾經接受輸血

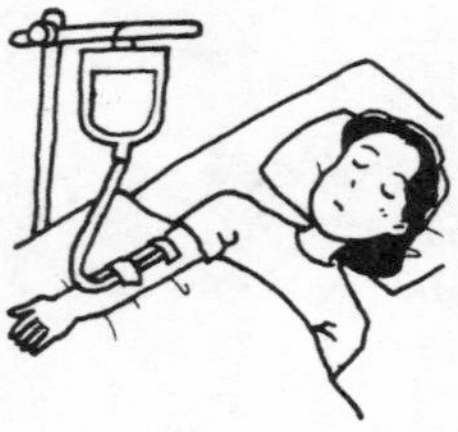

4 經常使用藥物

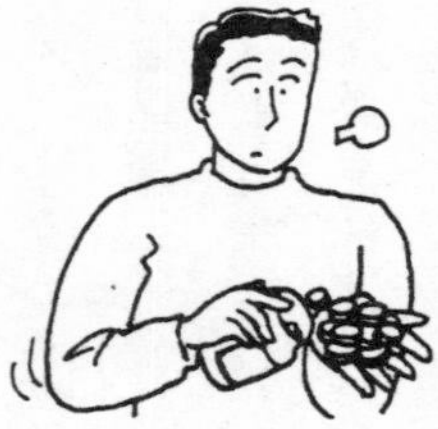

5 無節制地喝酒

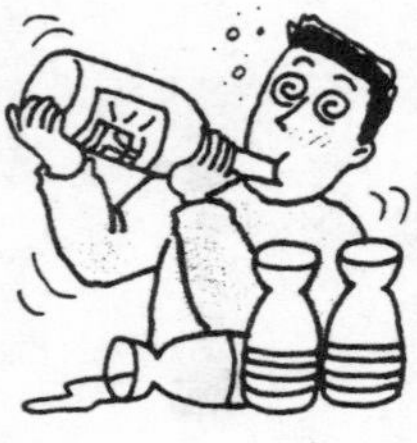

6 偏食、飲食不規律

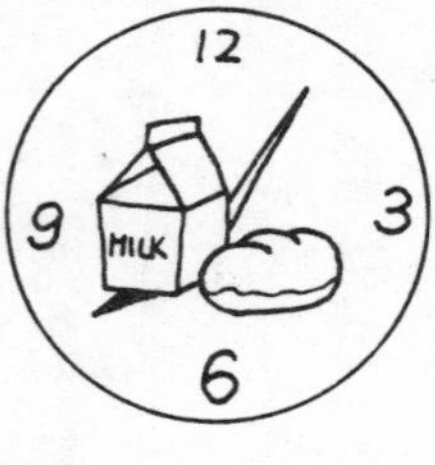

7 不做運動

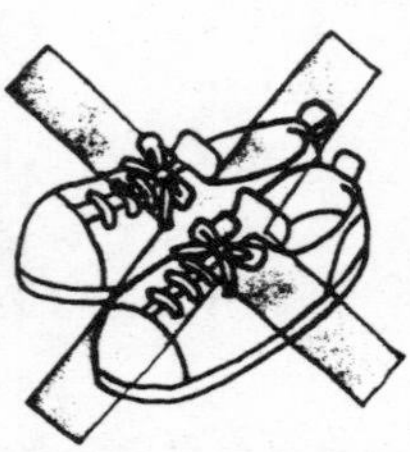

8 家族中有病毒性肝炎的感染者

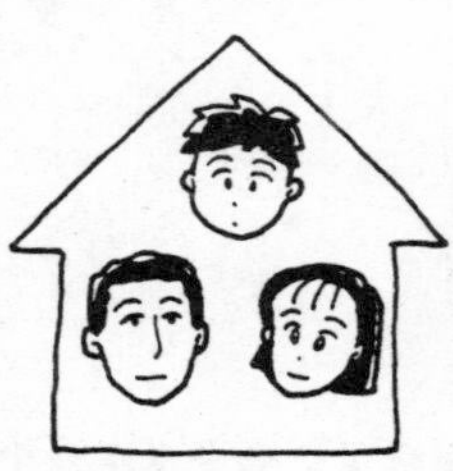

肝臟病需要注意的事項

1

在東南亞等地會透過飲食而感染A型肝炎。到這些國家去旅行時，要避免喝生水、吃生的蔬菜或魚貝類。同時不使用生水作成的冰。

2

有過與不特定的多數人進行性交經驗的人，可能會透過血液、體液感染B型肝炎或C型肝炎。在東南亞等地B型肝炎多發地帶，從妓女那兒感染的例子也增加了。

3

現在輸血用血液的檢查實施得很完善，幾乎不會因為輸血而造成感染。但是過去曾經動過手術、接受過輸血的人，感染肝炎病毒的危險性較高，務必要接受檢查。

4

治療疾病的藥物，對肝臟而言是一種毒。此外，酒精也可能引起肝障礙。服用多種類的藥物，危險性更高，因此不要自行任意服用多種藥物。

5

喝酒過度是成為脂肪肝或酒精性肝炎的原因。此外，病毒性肝炎患者持續飲酒，會使疾病惡化，要注意。

6

暴飲暴食不僅會導致肥胖，也是成為脂肪肝的原因。為加以預防，需要定時用餐，避免飲食過量，攝取營養均衡的食物。

7

包括肝臟病在內，成人病都是「運動不足病」，運動不足，會因為肥胖而引起脂肪肝。平常可以藉著游泳、慢跑等適度的運動，預防因肥胖而形成的脂肪肝。

8

感染病毒性肝炎的人，如果出現在家庭中，當然自己也有感染之虞。像牙刷、刮鬍刀等會有血液附著的東西不宜共用，而且要定期檢查肝臟的狀態。

肝臟病症狀檢查表

感覺與平常不一樣時——你的肝臟發出SOS求救信號

出現這些症狀時

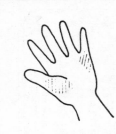

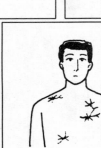

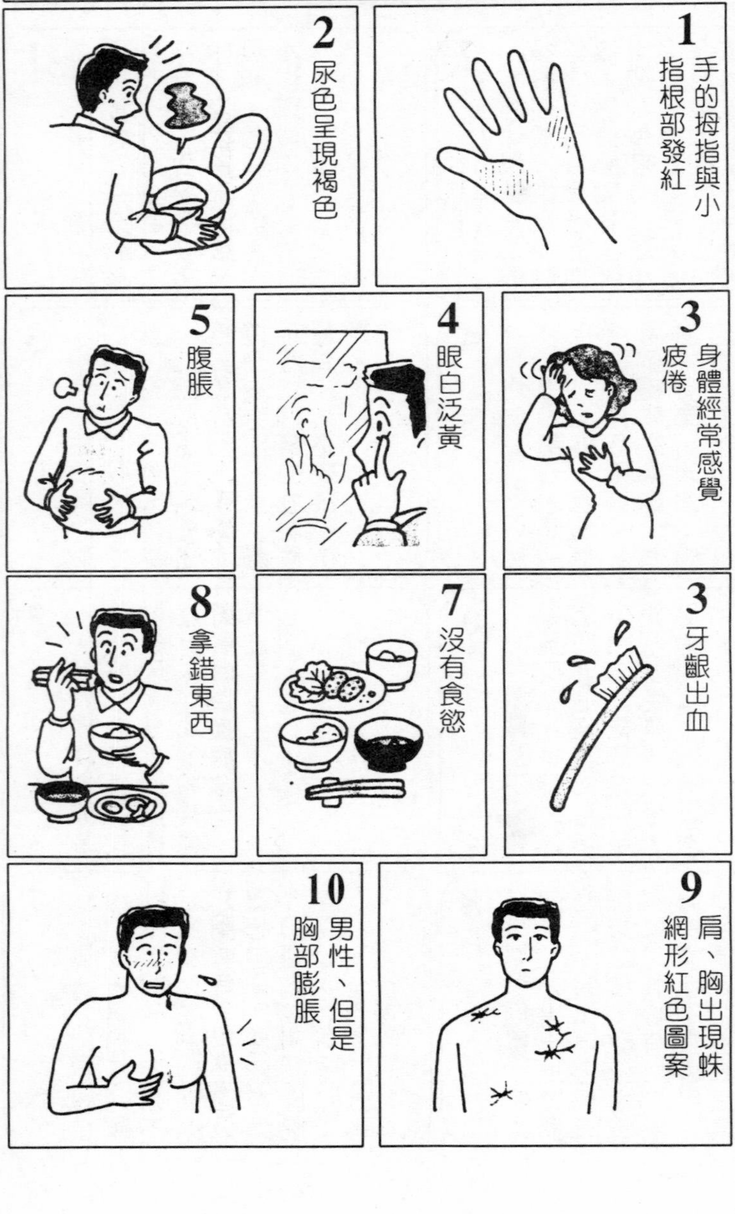

具有肝臟病的可能性

符合2347項的人

急性肝炎

最初身體倦怠、頭痛、發燒、噁心、食慾不振、腹痛等，出現類似感冒的症狀，很多人會誤以為是感冒。後來尿呈現褐色、糞便變白，眼白和皮膚泛黃，出現肝臟病特有的黃疸症狀。

靜養與食物療法是治療的基本，如果症狀惡化，就要住院治療。此外，也容易轉移為慢性肝炎，所以，即使復原，也要定期接受檢查。

出現黃疸的症狀以後，感冒症狀惡化，則可能是劇症肝炎，要趕緊接受專門醫師的檢查。

符合1359項的人

慢性肝炎

多半沒有劇烈的自覺症狀，但是有時會出現倦怠，噁心、食慾不振等類似急性肝炎的症狀。此外，一旦出現黃疸，手掌的拇指與腳趾根部發紅，肩，胸出現蜘蛛網狀的紅色圖案時，就表示症狀已經相當惡化了。

慢性肝炎有在不知不覺中成為肝硬化，肝癌的危險性，必須藉由早期發現，早期治療，才能夠過著普通的日常生活。

為避免惡化，定期檢診是不可或缺的。同時，要實行食物療法與靜養。

符合1 3 5 6 8 9 10項的人

肝硬化

最初沒有自覺症狀，等到病情惡化時，手的拇指和小指根部會發紅，腹脹，肩膀到胸出現蜘蛛網狀的紅色圖案。男性的胸部會膨脹，肚臍周圍出現放射狀的靜脈，容易出血等肝硬化特有的症狀都會出現，有時會引起意識障礙。

此外，也有併發食道靜脈瘤、肝癌等的危險性，要藉由早期發現、早期治療，才能夠得到救助。除了定期接受檢查之外，也要進行食物療法與靜養。

目錄

第一章 早期發現篇
——難道罹患肝臟病嗎？

第二章　基本知識篇——好好掌握肝臟病

第三章　生活篇
——體貼肝臟的生活

第一章　早期發現篇

難道罹患肝臟病嗎？

肝臟病的現狀與原因①

肝臟病還在持續增加之中

肝臟病是「二十一世紀的國民病」，患者數逐年地增加。

目前日本的肝臟病患者，急性肝炎二十萬人，慢性肝炎一二〇萬人，肝硬化三〇〇萬人，肝癌約有三萬人。

◆三十年內接受治療人口多達四倍

根據厚生省的患者調查＊1，接受肝臟病的治療者（包括住院、門診在內）的年次演變，一九五九年為四萬人，一九六三年為八萬人、一九六七年九萬五千人，接受治療的人口。到了六五年代增加為二倍。

進入一九六五年代以後，超過十萬人，一九八四年為十五萬人，一九八七年增加為十七萬人。三十年來肝臟病患者增加四倍以上。

接受治療者大為增加的理由，就是由於團體檢查、身體檢查的普及，使得很難出現症狀的肝臟病能夠早期發現。

◆佔癌症死亡原因的第四位

隨著肝臟病患者的增加，肝臟病的死亡人口也逐年增加。

肝臟病的死亡人口一年約四萬人，死因多半是肝癌或肝硬化，尤其肝癌，一九九二年成為癌症死亡原因的第四位。其中男性約一萬八百人，女性約七千人。直到最近為止，國人較常見的癌是胃癌、子宮癌佔上位，但是隨著飲食生活的歐美化（高脂肪、高蛋白的飲食），近年來大腸癌等增加了。

肝癌增加的理由，是因為即使感染肝炎病毒*2也沒有症狀，因此放任不管，成為肝癌以後才被發現的人較多。尤其男性的死亡率，從一九八〇年開始慢慢上升，現在成為困擾國人的代表性成人病*3之一。

◆中高年齡層較常見的肝硬化

與肝癌一樣都是肝臟病終點的可怕疾病，就是肝硬化。肝硬化的死亡率，男性高出女性許多，就地區而言，日本的西部高於東部。此外，四十～五十幾歲工作力

增加的肝癌——依性別、部位別來看癌死亡數比例的年次演變

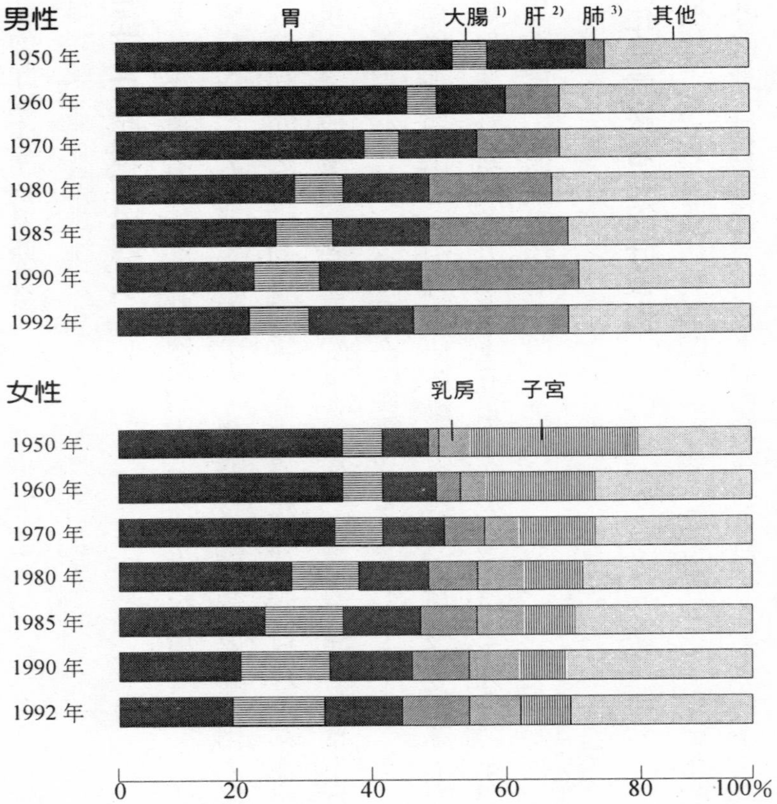

註：(1)表示結腸與直腸乙狀結腸移行部。但是到 1965 年為止，包括直腸肛門部在內。(2)表示肝臟與膽囊和肝外膽管。(3)表示氣管、支氣管及肺。

根據厚生統計協會「國民衛生的動向 1994」

旺盛的人比年輕人更容易發病。

一九九一年肝硬化的死亡者，以年齡別加以調查時，發現二十五～三十九歲為二二二人，四十～四十四歲為一六五人，五十～五十四歲為一七二〇人。的確，到了四十～五十歲時有激增的趨勢。

不論是肝癌或肝硬化，肝臟病增加的理由，是引起肝臟病的肝炎病毒的蔓延所致。因此，一定要早期發現，早期治療，否則患者數還會不斷地增加。此外，反映今後時代的潮流，預料以青年層為主的脂肪肝患者會增加。

＊1　**患者調查**　厚生省為了掌握國民的健康狀態及受診狀況，每三年進行一次調查。抽出全國醫院、診察所調查某日的受療者數與病名。

＊2　**肝炎病毒**　引起疾病的微生物中最小的就是病毒。日本的肝臟病中八成為B型、C型肝炎病毒所造成的。尤其C型容易慢性化，有很多人都是進行到肝硬化、肝癌以後才被發現。

＊3　**成人病**　癌、血栓、心臟病、糖尿病等中高年齡層的人較常見，而且是死亡率較高的慢性病。但是最近也出現「小兒成人病」。

肝臟病的現狀與原因②

不喝酒也會罹患肝臟病嗎？

提及肝臟病，很多人認為原因可能在於酒，但是國內肝臟病八成是病毒所引起的原因，剩下二成才是酒精或藥劑所引起的。

◆肝臟病的原因依國家、地區的不同而有不同

在國內最多的是病毒性肝炎，而酒消耗量較多的歐美，則是酒精所造成的肝障礙較多見。與我國同樣的，病毒性肝炎較多的地區是東南亞、非洲等地。其中B型肝炎帶原者在東南亞較多，世界上帶原者的三分之二都集中在這個地區。

◆肝炎病毒有五種

昔日的研究者認為某種病毒會引起肝臟病。但是，最重要的病毒本身卻沒有被發現，有一段時期，稱其為夢幻病毒。藉著研究者們不斷努力研究的結果，在這二

十～三十年內，終於掌握了肝炎病毒的真相。

目前確認的肝臟病的病毒，包括A型、B型、C型、D型、E型五種，此外，還存在著未知的病毒*1。

◆容易形成慢性化的B型與C型

國人較常見的病毒性肝炎為A型、B型、C型，依病毒種類不同，感染的方式、經過也不同。

A型肝炎是藉著被病毒污染的食物而造成經口感染。感染後多半是急性肝炎*2，不會慢性化。

另一方面，感染以後成為慢性肝炎*3機率較高的則是B型肝炎與C型肝炎。

B型肝炎會藉著血液、體液感染。成人感染這種肝炎之後甚少會慢性化，但是如果母子感染*4或免疫力較弱的嬰幼兒時期感染，將來成為慢性肝炎的機率頗高。

C型肝炎長久以來由於病毒真相不明，故一直被稱為非A型非B型病毒肝炎。與B型同樣的，是藉著血液、體液感染，但是感染管道中九〇%是因為輸血或預防接種等醫療行為所造成的。

C型肝炎與B型肝炎的不同點，就是即使成人感染以後也容易慢性化。感染者約三〇%會成為慢性肝炎患者，近年來，國內患者激增，成為嚴重的問題。

不論是B型或C型，一旦成為慢性肝炎以後，其中有數成的確會進行為肝硬化或肝癌。亦即會成為死亡疾病的可怕的肝硬化與肝癌的原因是慢性肝炎。

◆估計帶原者為六百萬人

肝炎病毒感染者之中，有些人雖然體內存在病毒，但是不會發病，稱為「帶原者」。國內的B型肝炎帶原者約二百萬～三百萬人，C型肝炎病毒帶原者為三百萬人。

其中在嬰幼兒時期感染B型肝炎病毒的帶原者，並不會出現肝功能障礙的症狀，這種稱之為「無症候性帶原者*5」，可以一生健康度日。

像這種帶原者只要不發病，自己並不自覺是肝炎病毒的帶原者，結果可能經由血液、體液而造成他人的二次感染。

◆防止二次感染成為今後的課題

B型肝炎病毒的帶原者之中，三分之一是在出生時由成為帶原者的母親造成了垂直感染*6而感染的。

但是，目前防止垂直感染的措施，亦即B型肝炎預防疫苗（HB疫苗）已經實用化了。尤其是一九八二年一月一日以後出生的嬰兒或具有母子感染可能性的嬰兒，全都免費接種疫苗。

由於疫苗的實用化，由母子感染所造成的帶原者減少了。剩下的課題，則是如何預防水平感染*7。

水平感染的主要管道是由輸血所造成的，或由沾到血液的注射針、手術刀等醫療事故、性行為等所造成。其中輸血或醫療事故，由於檢查系統非常的嚴密，因此不必過於擔心。

另一方面，無法完全防止的，就是經由異性間性交所造成的感染。前面提及，有些帶原者並不知道自己是病毒帶原者，可能感染妻子、丈夫或伴侶。最近，東南亞等地肝炎帶原者較多的國家，經由買春所造成的感染也增加了。

另外，家人中有肝臟病患者，或是過去曾經接受輸血，或罹患過急性肝炎的人，則成為帶原者的可能性較高。二次感染的防止，就是要早期發現帶原者並加以治療。因此，有帶原者可能性的人，要儘早接受檢查。

◆今後酒精性肝障礙也會增加

與病毒性肝炎相比，數目較少，不過，我想今後國內酒精性障礙的患者會增加。最近，我國酒的消耗量增加，因此，酒精性肝障礙的患者人數也增加了。

適量喝酒，能夠促進食慾，消除壓力，但是如果飲酒過度，就會對心臟造成極大的負擔。

一日喝五壺以上的酒，持續喝十年，罹患肝硬化的機率甚高。

另外，感染肝炎病毒的人，持續喝酒，會使病情惡化，同時成為肝硬化或肝癌的機率也會提高。因此，對於病毒性肝炎患者來說，嚴禁飲酒是必要的。

＊1　**未知的病毒**　稱為非A型非B型的肝炎病毒，約七成為C型病毒，其他的至今依然不明。此外，也有可能出現F型病毒。

＊2　**急性肝炎**　病毒所引起的急性發炎病狀。

＊3　**慢性肝炎**　持續六個月以上的肝炎症狀未見消除，肝功能持續異常。

＊4　**母子感染**　出生時在產道由母親的血液感染到病毒。

＊5　**無症候性帶原者**　體內帶有病毒卻無症狀，肝功能正常者。

＊6　**垂直感染**　父母傳給子女的母子感染。

＊7　**水平感染**　嬰幼兒時期或成人之後，因為各種因素而感染，感染者呈橫向擴散。

危險性較高的肝臟病患者

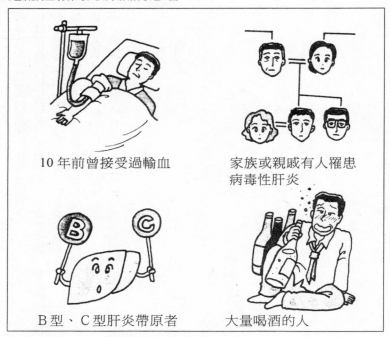

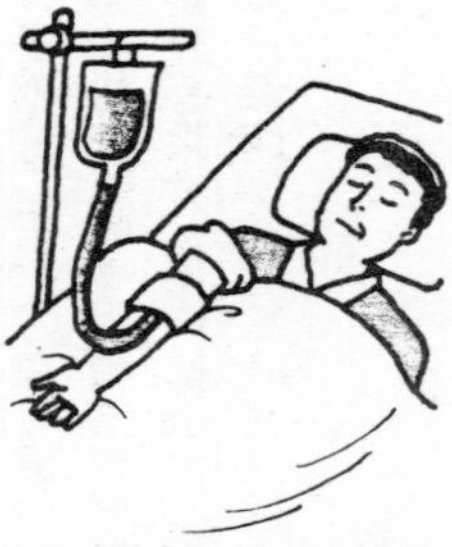

10 年前曾接受過輸血

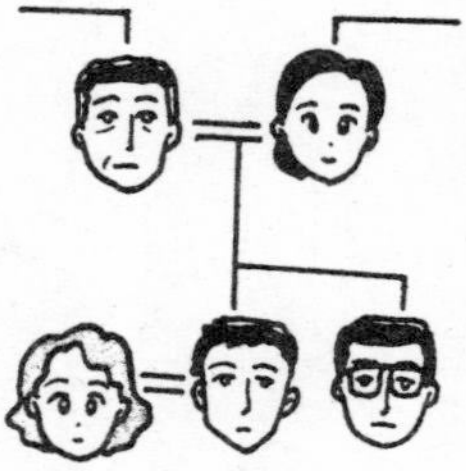

家族或親戚有人罹患病毒性肝炎

B 型、C 型肝炎帶原者

大量喝酒的人

國人較常見的病毒性肝炎的種類

	A 型	B 型	C 型
感染源	食物、水	血液、體液	血液、體液
感染經路	經口感染	輸血、性行為 (母子染感)	輸血、性行為
經過	急性肝炎	急性肝炎 慢性肝炎	急性肝炎 慢性肝炎
帶原者化	不會	會	會

肝臟病的現狀與原因③

病毒性肝炎在何時會傳染呢？

B型肝炎或C型肝炎會經由血液、體液而感染。因此，如果與肝炎患者或帶原者發生性行為，則可能透過粘膜而造成感染。

◆以前是以輸血造成的感染為主

B型肝炎或C型肝炎會經由血液而感染。因此，昔日因為輸血、注射針、點滴等醫療事故或刺青等所造成的感染者很多。

但是，現在對於輸血用血液進行嚴格的檢查，因此幾乎不會出現因輸血而造成的感染。另外，注射或點滴所造成的醫療事故感染例子也不多見了。所以，肝炎病毒的感染管道，剩下的就是性行為等所造成的。

B型肝炎或C型肝炎的病毒，也存在於精液、唾液等的體液中，因此，如果和肝炎患者、帶原者進行性交，則可能經由粘膜而造成感染。

婚後不久感染肝炎的「蜜月肝炎」，就是夫妻中有一人為肝炎病毒的帶原者所造成的。

此外，最近在國外進行嫖妓行為感染B型肝炎病毒的「旅行肝炎」，也屢見不鮮。

所謂旅行肝炎，是以到東南亞等B型肝炎病毒帶原者較多的地區旅行的男性較為常見。旅費便宜，能夠輕鬆地享受旅行之樂，所以東南亞之旅頗受人歡迎。但是在旅遊地進行無節操的行動，會帶回什麼樣的禮物，那可就不得而知了。

B型肝炎或C型肝炎，感染管道與現在成為社會問題的愛滋病＊1是相同的。要預防這一類的感染症，則在國外一定要中規中矩，在國內當然也不例外。

◆接吻也會傳染嗎？

B型肝炎病毒或C型肝炎病毒，是經由粘膜而造成感染，因此如果口腔內或皮膚出現傷口，病毒會由此處入侵，所以接吻也有感染的危險性。但是普通的接吻不會造成感染。

在同性戀者較多的國家，例如美國，男性同性戀者之間感染B型肝炎病毒的人口增加了。在日本，B型、C型共有六百萬名的病毒帶原者。其中尚包括因為完全沒有症狀而不知道自己是病毒帶原者的人。像這種經由帶原者造成二次感染的現象，相信今後會有越演越裂的趨勢。

◆預防感染

B型肝炎、C型肝炎病毒的感染要加以預防，則要注意如下數點：

●性交時要戴保險套。

●刮鬍刀、牙刷等可能會沾到血液或唾液的物品，不可與他人共用。

●勿與不特定的多數人進行性交。

此外，肝炎患者或帶原者為避免感染他人，也要遵守如下的事項：

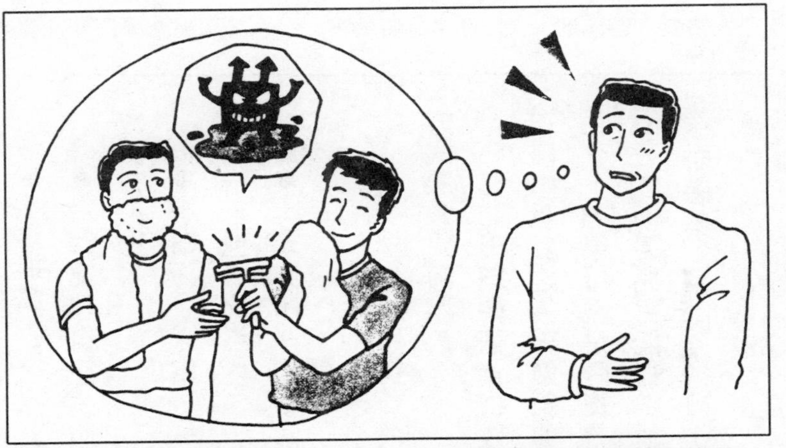

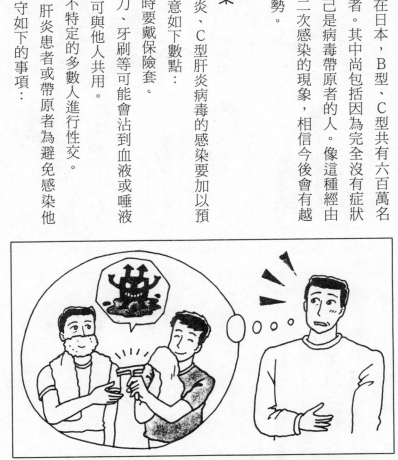

刮鬍刀、牙刷可能會造成B型、C型肝炎的感染，要避免共用

這些行為不會感染病毒性肝炎

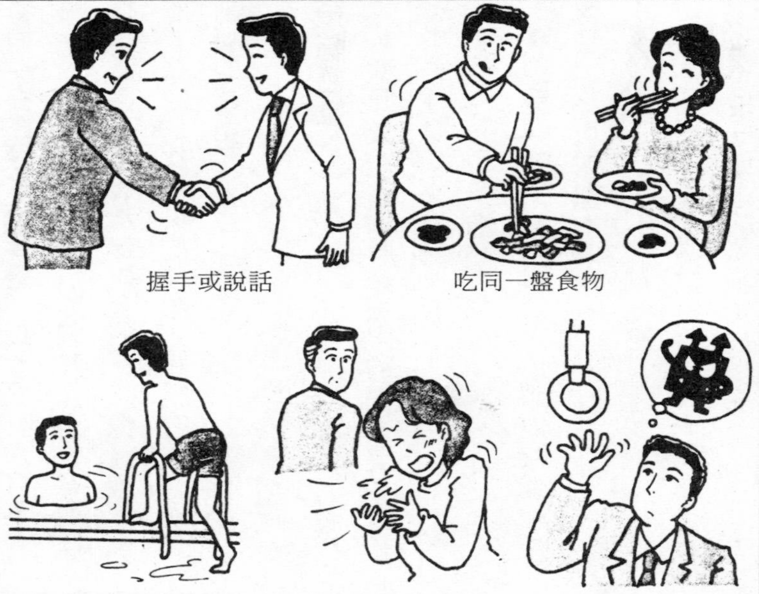

握手或說話

吃同一盤食物

公共浴室、游泳池或溫泉

咳嗽、打噴嚏

公用電話或公車吊環

●不要捐血。

●自行處理自己的血液與分泌物。

●刮鬍刀、牙刷、毛巾勿借給他人使用。

●上完廁所一定要洗手。

●不要用以口傳口的方式餵食嬰幼兒。

有的母親會把食物放在口中咀嚼之後再餵給嬰兒吃，如果母親是肝炎帶原者，則嬰兒可能經由唾液而感染，故要特別注意。

◆普通的生活不會感染

「與B型的人在同一單位工作是否會感染」、「從同一盤子裡拿食物吃不要緊嗎」，很多人會擔心這些問題。現在對於肝炎患者或帶原者的誤解與偏見仍然存在著。

但是，我還要再說一次，B型肝炎或C型肝炎型的感染管道僅限於血液與體液。因此，握手、說話等普通的日常生活並不會造成感染。

儘管如此，還是有不少人太過於神經質，畏懼患者，這是因為不了解這種疾病所致。對於疾病的誤解和偏見會使患者陷入不安的狀態中，有時也會造成差別待遇，需要注意。

●衣物放在一起洗。
●吃同一盤食物。
●握手、談話、普通的接吻。
●廁所。
●公用電話。
●公共浴室、游泳池、溫泉。

●公車上的吊環。
●蚊蠅。
●咳嗽或打噴嚏。
以上等日常生活的行為，不會感染肝炎病毒。

◆家庭內有肝炎患者時

如果家庭中有B型、C型肝炎的患者，當然家人感染的機率也會升高。尤其是B型肝炎，經由夫妻間的性行為而造成家人感染的機率較高。因此，如果配偶是B型肝炎的帶原者，則為了安全起見，事先要接受預防疫苗*2。

C型肝炎的病毒感染力比B型肝炎弱，家庭內感染率約一〇%，但是因為尚未開發出預防疫苗，所以一定要定期地接受檢查。

日本的HB帶原者率　以整個世界來看，東南亞及非洲的HB帶原者（感染B型肝炎病毒的人）最多。日本方面，日本東部較少，日本西部帶原者較多。日本西部方面，九州的帶原者率尤高。

＊1 **愛滋病** 後天性免疫不全症候群。因為感染ＨＩＶ（人類免疫不全病毒）而使身體的免疫力下降，最後引起各種感染症而導致死亡的現代難病。經由血液或體液造成感染。

＊2 **預防疫苗** Ｂ型肝炎患者結婚時，只要攝取ＨＢ疫苗，事先免疫，就能夠防止感染。對母子感染而言，道理亦同。

肝臟病的現狀與原因④

除了病毒性肝炎以外還有哪些肝臟病？

僅少於病毒性肝障礙次多的是飲酒過度所引起的酒精性肝障礙，以及藥物所引起的藥劑性肝障礙。此外，近年增加的肝臟病還包括自體免疫所造成的肝臟病，以及發生頻度比較少的先天性肝臟病或細菌、寄生蟲所引起的肝臟病。

◆除了病毒性以外較常見的肝臟病

酒精性肝障礙與藥劑性肝障礙，以及自體免疫所引起的肝臟病，在基本知識篇將會為各位詳述，在此，就先天性、細菌及寄生蟲所引起的肝臟病為各位說明。

①先天性高膽紅素血症

因為先天性或遺傳的理由，血中的膽紅素*1增加所引起的黃疸，與肝臟等所引起的黃疸完全不同，不必擔心。

血液中的血紅蛋白所製造出來的膽紅素，流過血液中到達肝細胞內，在此與葡萄糖醛酸結合，因肝細胞排泄到膽汁中。當先天性肝細胞的膽紅素代謝不良時，血液中的膽紅素增加，引起黃疸。這時，不需要特別治療，能過著普通的日常生活。

②威爾遜病

威爾遜病是血液中的銅沈著在肝臟與腦所引起的疾病。

症狀是手腳的肌肉僵硬，眼睛的角膜有銅沈著，形成綠褐色的環，稱為凱弗環。多半在十～二十幾歲時發症，最後會出現肝硬化的症狀。使用青黴胺這種螯合劑*2的療法能見效。

③血色病

不僅是肝臟，連腎臟、胰臟、皮膚等都有鐵沈著的罕見疾病。是男性患者較多的疾病。特徵是併發肝硬化與糖尿病。使用促進鐵排泄的藥劑或進行放血治療有效。

④先天性膽道閉鎖症

大都在三歲以前就會死亡的先天性疾病。天生運送膽汁的膽道閉鎖，出生時就出現嚴重的黃疸。黃疸的症狀會逐漸增強，皮膚發癢，同時肝功能不良，出現腹水，最後死亡。可以進行肝臟移植*3等的治療，但是成功率較低。

⑤胞蟲症

是由寄生於北狐或犬的胞蟲寄生蟲寄生在人類的肝臟內而造成胞蟲囊的疾病。以北狐較多的北海道出現率較高，如果喝了被污染的水或吃了果實，就會造成感染。治療必須動手術、去除胞蟲囊。

⑥肝吸蟲症

生吃鮭魚、嘉魚等的淡水魚或田螺而造成感染。肝吸蟲寄生於膽管，起初沒有症狀，但是置之不理會引起腹痛、下痢，最後會呈現肝硬化的症狀。

⑦日本住血吸蟲症

這個疾病是在日本山梨縣甲府盆地及福岡縣筑後川流域、岡山縣的片山地方發生的疾病。日本住血吸蟲原本是東南亞地區較常見的寄生蟲。人進入含有這種幼蟲的水中，經由皮膚造成感染，到達門脈或肝臟。同時，卵會阻塞肝臟的門脈，引起肝纖維症。

這種病患者的一部分會轉移為肝硬化或肝癌。

＊1　**膽紅素**　膽汁的黃色色素。一旦形成黃疸時，血液和尿的膽紅素會增加。

新生兒黃疸　大部分的新生兒在出生後二～三天就會出現黃疸，在一週內症狀最為強烈，最慢在第二週就會消失。這是暫時性的生理現象，稱為新生兒黃疸，不必擔心。但是如果黃疸一直沒有消失，則可能是遷延黃疸或新生兒肝炎、先天性膽道閉鎖症等，必須注意。

＊2　螯合劑　與銅結合，具有將銅排出體外之作用的藥劑。

＊3　肝臟移植　因為先天性膽道閉鎖症或劇症肝炎等肝功能急速減退時的治療法，較為有效的就是肝臟移植。在歐美，一年的肝臟移植例超過一千件，成績良好。但是在國內因為倫理的問題，腦死是否視為真正死亡的觀點似在爭議當中，因此，還無法真正進行肝臟移植。

肝臟病的初期症狀

罹患肝臟病以後會出現哪些自覺症狀呢？

有「沈默臟器」之稱的肝臟，具有非常強大的預備能力，即使受損，也會默默地持續工作。但是當肝功能達到極限時，開始發出SOS的求救信號。一旦出現黃疸等明顯的自覺症狀時，表示肝臟病已經進行到相當嚴重的地步了。

◆初期的症狀與感冒類似

會出現肝臟特有自覺症狀的是急性肝炎與肝硬化。

急性肝炎的初期症狀為倦怠、容易疲倦、食慾不振、頭痛、發燒（三十七～三十八度）、噁心等。而肝硬化在初期會出現食慾不振和疲勞感。

這些症狀與感冒的症狀類似，大部分人都會忽略。為了避免肝硬化或肝癌繼續進行，必須在初期就發現肝臟病，早期治療很重要。

肝臟病的自覺症狀如下：

①身體倦怠、容易疲倦

是急性肝炎較多見的症狀。睡了一晚疲勞仍無法去除，或是倦怠得根本起不了身，可能是急性肝炎。通常會持續二～三天有發燒、頭痛等類似感冒的症狀，然後出現黃疸。如果是慢性肝炎感覺疲勞或倦怠時，表示病情已經相當惡化。

②噁心、嘔吐

這不是肝臟病才有的症狀。但是急性肝炎的人，只聞到食物的味道就覺得噁心想吐，甚至真的吐出來。

③黃疸

黃疸是肝臟病特有的症狀，眼白和皮膚會變成黃色。眼白和皮膚發黃係表示肝功能惡化，來不及處理膽汁中的膽紅素所致。

出現黃疸就要想到可能是肝功能減退了，必須趕緊接受醫生的診斷。

④手掌紅斑

手掌周圍及手指膨脹的部分發紅。肝硬化經常出現這種症狀，然而即使是健康的人或孕婦，也有可能手掌發紅，因此不能把有手掌紅斑的人全部當作肝硬化。

⑤蛛網狀血管瘤

胸上部和脖頸間、手臂根部出現類似蜘蛛網形狀的微血管。當出現蛛網狀血管瘤時，疑似肝硬化。

⑥女性化乳房

男性的乳腺好似女性的乳房一樣的膨脹。這是因為肝功能減退，女性荷爾蒙的處理能力減退所引起的症狀，肝硬化時容易出現。

⑦腹水

下腹膨脹而痛苦、體重增加係腹水*1積存所致，是肝硬化的重要症狀。有不少人是因為腹水積存才到醫院診治，而發現罹患肝硬化。

⑧吐血、便血

吐血或是糞便中摻雜著血液，則可能是食道靜脈瘤破裂所引起的。

肝硬化或肝癌使得肝臟纖維化時，血液循環不順暢，停滯的血液會逆流至食道靜脈，靜脈膨脹形成瘤，一旦破裂就會吐血，或者糞便中摻雜著血液。

⑨振翅震顫

當肝硬化或肝癌進行時，造成肝不全*2，體內毒素侵襲到腦而引起意識障礙。一旦惡化會陷入昏睡狀態，但在進入昏睡之前，會出現好像鳥兒振翅般獨特之手震顫的症狀。

此外，肝臟病還有以下的自覺症狀：

●手腳浮腫。

●酒量急速減退。

●性慾減退。

●身體發癢。

●反覆出現下痢與便秘。

●腳容易抽筋。

●容易出現瘀斑。

●頭髮變細。

●指甲白濁。

◆不可忽略肝臟病的初期症狀

因為肝臟有「沈默臟器」之稱，自覺症狀很難發現，有時發現太遲已經後悔莫及的例子也不少。為了避免發生這種悲劇，平常就要確切地掌握自己的健康狀態。

在做成人病檢查時發現肝硬化和肝癌的人很多，所以中高年齡層的人，一年一定要做一次定期檢診。成人病檢查不只是肝臟病，對各種慢性病的發現都有幫助。

尿*3變成好像膽紅素似的深褐色，就要懷疑可能是肝臟病。肝臟有毛病的人，連尿的泡沫都會變成黃色，沾在內褲上很難洗掉。尿色變成深褐色，然後糞便的顏色漸漸變淡，或者變成白色。

急性肝炎在黃疸出現的二～三天前，尿色會突然變深，如果是慢性肝炎或肝硬化，顏色不會變深，但是症狀惡化的二～三天前，尿色會變深。

柑皮症 大量攝取胡蘿蔔或橘子時，口唇四周或手掌的皮膚會發黃。很多人會誤以為是黃疸，其實這是所謂的柑皮症，不必擔心。

*1 如何區分腹水與肥胖？腹水積存時，腹部異常的膨脹，上半身較弱，肌膚乾燥，這一點就與肥胖不同。此外，腹水的場合，多半會在腳脖子附近出現浮腫的現象。

*2 **肝不全** 肝功能迅速減退，出現黃疸或腹水的狀態。

*3 **尿色** 人類的尿色會因為季節和水分攝取的多寡而有不同。像冬天發汗量較少或攝取較多的水分時，顏色較淡。相反的，流汗較多的夏季或水分攝取不足時，顏色較深。但是，再怎麼深，健康者的尿色也只是如啤酒色一般的程度而已。

肝臟病進行時會出現的症狀

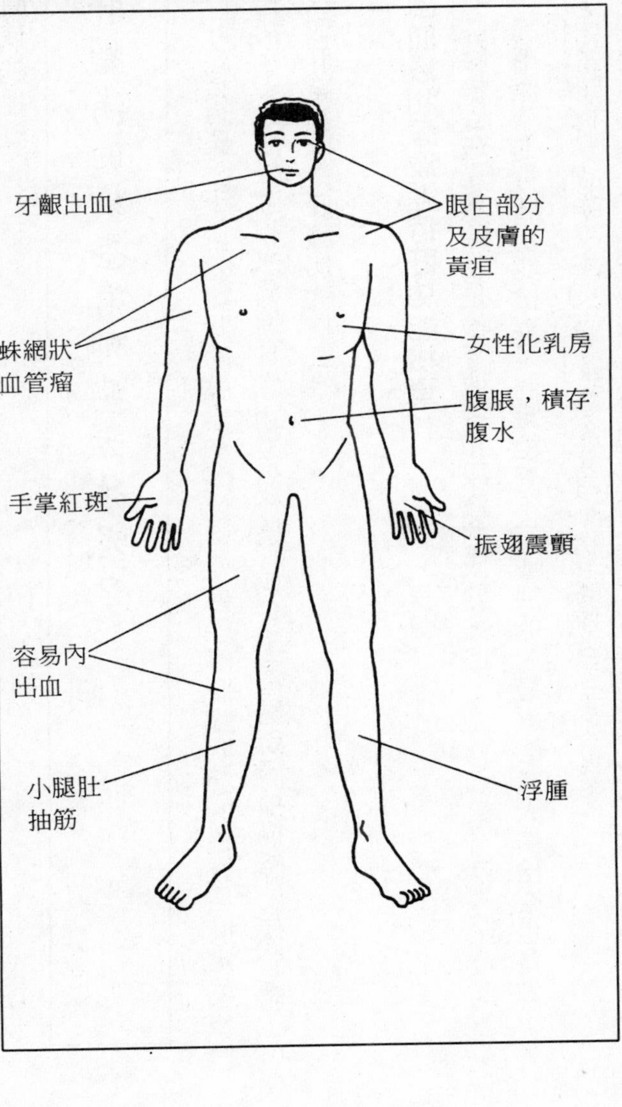

美杜莎的頭　一旦罹患肝硬化時，以肚臍為主，會明顯地出現放射線狀的藍色靜脈。嚴重時，則如同希臘神話中的蛇髮女怪美杜莎的頭一樣，因而得名。這是門脈枝受到壓迫的結果。瘀血的血液為了尋求流通的管道而造成這般的結果。

肝臟病的檢查①

肝臟病的檢查有哪些方法呢？

肝臟是很難產生自覺症狀的臟器，因此需要做了解肝臟狀態的檢查。肝臟的檢查包括：①尿液檢查和血液檢查，②超音波檢查或CT(電腦斷層掃描)等影像診斷，③採取肝臟細胞做肝臟切片檢查。

◆由血液和尿液進行肝功能檢查

肝臟檢查最先做的就是檢查血液和尿液的成分。

利用血液進行肝功能檢查是肝臟檢查不可或缺的。最近的成人病檢查也會做，因此相信很多人都知道GOT＊1和GPT＊2這名詞。

利用血液進行肝功能檢查有各種方法，其中最具代表性的就是血液中的酵素＊3測定。肝細胞具有幾百種酵素，當它遭到破壞時，酵素就會流出血液中。

因此，當酵素數值比標準值更高時，表示肝臟異常。而酵素測定有GOT、G

PT、LDH*4等的檢查。

此外，檢查黃疸有無的血清膽紅素，調查肝臟蛋白代謝的血清白蛋白，都是了解肝功能狀態不可或缺的檢查。

還有檢查肝炎病毒的抗體或抗原，或為了瞭解有無感染病毒、病毒的種類而做的病毒標記檢查，以及檢查癌細胞的腫瘤標記檢查等，也要一併進行。

另一方面，尿液檢查主要是進行檢查黃疸的尿膽紅素及尿膽素原兩種。

◆更正確的了解肝臟狀態的影像診斷

影像診斷是為了更正確了解肝臟的情形而進行的有效診斷法。由於影像診斷法的進步，比以前更容易診斷出脂肪肝或肝硬化、肝癌等。

影像診斷包括人體碰到超音波會反彈回來形成畫像，以觀察肝臟情況的超音波檢查，以及利用X光照射的映像進行電腦解析而能觀察肝臟剖面的CT（電腦斷層掃描），或是身體置於磁場中能得到縱、橫、斜面的肝臟斷層影像的MRI（磁氣共鳴映像法）等。

肝功能檢查的結果例（37歲、男性）

GOT比正常標準值稍微上升的例子

檢查項目	檢查結果	正常標準值
GOT	37 IU/L	(5～35)
GPT	48 IU/L	(4～50)
ALP	197 IU/L	(100～300)
LDH	278 IU/L	(200～400)
γ-GTP	31 IU/L	(4～50)
T-BIL	0.58 mg/dl	(0.2～1.2)
TP	7.7 g/dl	(6.5～8.5)
白蛋白	5.1 g/dl	(3.5～5.5)
A/G	2.0	(1.2～2.4)
ZTT	6.6 U	(1.0～12.0)
TTT	2.1 U	(0～5.0)
CPK	150 IU/L	(30～200)

◆信賴度極高的肝臟切片檢查

肝臟切片檢查係用細針刺入肝臟，採取一部分的肝細胞，用顯微鏡加以檢查的方法。因為直接採取細胞調查，所以更為正確，信賴度也較高，但是有時會疼痛或出血，造成患者感到痛苦。

另外還有將腹腔鏡放入腹腔內，從外面觀察肝臟情況的腹腔鏡檢查，主要是用來診斷慢性肝臟病，或用於治療效果。

＊1　**GOT**　「谷氨酸草酰醋酸轉氨酶」酵素的簡稱。除了肝臟之外，也存在於肌肉與腎臟中。當肝細胞遭到破壞時，會流到血液中。

＊2　**GPT**　「谷氨酸丙酮酸轉氨酶」酵素的簡稱，為肝臟特有的酵素。與GOT同樣的，當肝細胞遭到破壞時，會於血液中增加。

＊3　**酵素**　蛋白質之一。人類維持生存所需要的化學反應務必藉著酵素才能順暢地發揮作用，因此酵素具有觸媒作用。

＊4　**LDH**　與GOT、GPT同樣的，是存在於肝細胞中的乳酸脫氫酵素的簡稱。除了肝臟病以外，有時數值也會上升。

肝臟病的檢查②

想要更為了解肝功能檢查的各項目

肝功能檢查能夠早期發現疾病，但是患者要避免看資料而進行外行人判斷。綜合診斷必須由專門醫生來做，在此說明基本的檢查項目。

◆利用血液進行肝功能檢查

①GOT（谷氨酸草酰醋酸轉氨酶）、GPT（谷氨酸丙酮酸轉氨酶）

做過成人病檢診的人相信都知道有GOT和GPT檢查。兩者都是肝細胞中所含的酵素，當肝細胞受損時，血液中就會增加。

GOT和GPT急速上升大都是急性肝炎*1，有時甚至上升為二千～三千（依設備的不同，數值也會有差，正常值GOT為五～三十五，GPT為四～五十）。另一方面，如果是慢性肝炎或肝硬化，數值並不高，大都為二百～三百以下。若是劇症肝炎，肝細胞會大範圍壞死，達到一千以上，然後慢慢降低，一般而言，酒精性脂肪肝或肝硬化、肝癌的GOT數值比GPT更高，如果是急性肝炎或非酒精性脂肪肝，GPT的數值比GOT稍高。

②γ—GTP（γ—谷氨酰轉肽酶）

γ—GTP是與酒精性肝障礙有密切關係的膽道系酵素。正常時為四～五十，如果出現酒精性肝障礙，數值為數百到超過一千。與其他的檢查相比較，γ—GTP特別高時表示飲酒量相當大。

③ALP（鹼性磷酸酯酶）、LAP（白氨酸氨肽酶）

在膽汁流通不順暢時，這兩種膽道系酵素會大量釋放到血液中。當膽結石和黃疸等膽道系疾病出現時，數值就會上升。

④LDH（乳酸脫氫酵素）

肝細胞中所含的酵素，和GOT、GPT同樣的，當肝細胞壞死時，血液中的數值會增加。LDH在肝細胞以外的細胞和血液中也有，所以可能因肝臟以外的疾病而上升，因各臟器的不同，LDH的性質也不同，要利用其他的檢查法來區別。

⑤ChE（膽鹼酯酶）

在肝臟合成的酵素，當肝細胞功能減退時，釋放到血液中的酵素量減少，數值會降

肝臟病檢查一覽表

檢查項目	正常標準值＊2	由檢查得知的事項
GOT	5～35 IU	由於肝細胞的破壞而增加的酵素
GPT	4～50 IU	由於肝細胞的破壞而增加的酵素
γ－GTP	4～50 IU	肝臟及膽道有毛病而增加 出現酒精性肝障礙時會顯著增加
ALP	100～300 IU／L	當膽汁的流通受阻時會上升
LDH	200～400 IU／L	肝細胞壞死時在血液中增加的酵素
ChE	0.6～1.10 Δph	肝細胞的功能受損時會減少 (脂肪肝時會上升)
A／G	1.2～2.4	肝臟受損時會減少
ZTT	1.0～12.0 Ku	調查血漿蛋白的異常 肝臟異常時會上升
TTT	0～5.0 Ku	與ＺＴＴ同樣的，能調查血漿蛋白的異常
PT	10～12 秒、 75%以上	到血液凝固為止的時間 肝功能受損時，血液很難凝固，數值會上升
總膽紅素	0.3～1.0 mg/dl	肝細胞或膽道受損時會增加的色素
血清總蛋白	6.5～8.5 g/dl	肝硬化時會明顯地減少
白蛋白	3.5～5.5 g/dl	慢性肝炎或肝硬化時會減少

低。但若為脂肪肝，數值反而會上升。

◆蛋白代謝檢查

①A／G比（白蛋白／球蛋白比）

調查血液中的蛋白主要成分白蛋白和球蛋白的比率，是了解肝臟病進行狀態的線索。白蛋白是肝臟製造出來的，當肝功能發生毛病時就會減少，而球蛋白則是肝細胞以外的細胞也能製造出來，所以當肝臟有病時會增加。

②ZTT（昆克爾試驗）

在血清中混入硫酸鋅緩衝液，觀察血液的混濁度，了解肝功能的狀態。當血液中球蛋白量較多時，混濁度較高。此外，類似的實驗還有TTT（麝香草腦混濁試驗）。

③總膽紅素（血清膽紅素）

膽紅素是由紅血球中所含的血紅蛋白製造出來的黃色色素，也稱作間接膽紅素。

間接膽紅素進入肝臟後變成直接膽紅素，排到膽汁中。間接膽紅素和直接膽紅素合起來稱作總膽紅素。當膽紅素的血中濃度上升時，皮膚和眼球發黃，出現黃疸症狀。

④PT（凝血酶原*3時間）

凝血酶原是肝臟製造出來的血液凝固因子之一，當肝功能減退時，凝血酶原會減少，血液凝固就要花較長的時間。凝血酶原時間就是到血液凝固為止的時間，當它降低時，表示肝臟的實質細胞數減少，肝的毛病非常嚴重。

◆肝炎病毒標記

這是調查是否感染肝炎病毒的檢查。

當異物進入體內時，為了使其無害化而血液中製造出抗體。抗體發生的原因物質就是抗原。

在調查是否感染肝炎病毒時，利用這種抗原抗體反應做檢查，這就是病毒標記檢查。

①A型肝炎病毒（HAV）檢查

一旦感染了A型肝炎病毒，就會形成IgM型HA抗體，若為陽性，就表示現已感染病毒。當疾病復原以後，又形成IgG型HA抗體，若為陽性，表示過去曾感染病毒，現在免疫了，今後也不會感染病毒。

②B型肝炎病毒（HBV）檢查

B型肝炎病毒的抗原有三種，在病毒表面為HBs抗原，核為HBc抗原與HBe抗原。

HBs抗原為陽性時，表示是持續感染的帶原者，而HBe抗原也是陽性的話，則表示血液中的病毒增加，可能會感染他人。這時，即使現為無症候性帶原者，將來引起肝炎的可能性也極大，因此必須利用疫苗預防感染。

HBe抗體為陽性時，表示血液中的病毒減少，感染力較弱。但是HBe抗體陽性者的一部分若持續顯示活動性，會一直具有感染性。HBs抗體為陽性時，表示過去曾感染B型肝炎病毒，而現在已完全消失，形成免疫力。

③C型肝炎病毒（HCV）來查

這是調查對於C型肝炎病毒是否有抗體的檢查。如果HCV抗體為陽性，表示曾感染C型肝炎。但是這項檢查無法區別現在是否仍在感染中，或是過去受到感染。

HCV抗體的檢查有調查病毒遺傳因子的HCV—RNA*4等的檢查法，藉此可以了解是現在感染C型病毒，或是過去感染的。例如HCV抗體為陽性，而HCV－RNA為陰性時，表示過去曾感染C型肝炎，而現在已經痊癒。

◆腫瘤標記

由於癌的發生，在血液中增加的特殊蛋白質稱為腫瘤標記。腫瘤標記為陽性時，要做更詳細的檢查。

若是肝細胞癌，AFP（γ－胎蛋白）與凝血酶原在血液中都會增加，但是AFP在罹患肝硬化或慢性肝炎時也會增加，所以無法立刻診斷是否為肝細胞癌。

此外，胃癌、大腸癌等其他臟器出現的癌，CEA（癌胚素抗原）也會增加，但是若為原發性肝癌，CEA不會增加。

◆影像診斷

影像診斷是利用超音波檢查或CT（電腦斷層掃描）、MRI（磁氣共鳴影像）等，正確診斷肝臟的病態。

①超音波檢查

超音波抵住患部，而反彈回來的超音波影像化的診斷方法，有助於發現慢性肝炎、脂肪肝及腹水的有無、肝癌、膽結石、肝硬化等。

②CT（電腦斷層掃描）

利用X光所拍到的影像進行電腦解析，形成將人體環切的畫像。能夠看到肝臟的剖面，故而可以進行超音波或X光較難發現的詳細檢查。藉此觀察肝硬化進行的程度，調查有無胰臟癌、腎癌、肝癌等。

③MRI（磁氣共鳴映像法）

安全性比CT或X光更高的檢查法，從體外給與強力磁場，能夠掌握到體內的氫原子弱磁氣而將其影像化。

④血管造影

將導管插入肝臟血管，注入造影劑，利用X光連續拍攝圖片。用來診斷肝硬化、肝癌，門脈壓亢進症*[5]等。

⑤肝閃爍法

將容易聚集於肝臟的放射性同位元素進行靜脈注射，利用閃爍掃描映出聚集部位的方法。能夠得知肝臟的大小與形狀，就可以了解慢性肝炎或肝硬化進行的程度。

⑥腹腔鏡檢查

利用腹腔鏡插入腹腔內，直接觀察肝臟的樣子，同時可以採取肝組織一併進行切片檢查。

＊1　除了肝臟病以外，有時肝功能的數值也會上升，因為在肌肉和腎臟中也含有GOT，因此進行劇烈運動之後，數值也可能會上升。

肝臟病的尿液檢查　肝臟病的尿液檢查，要調查尿中的膽紅素、尿膽素原（膽紅素被腸內細菌分解所形成的物質）。在罹患感冒或服用藥物時，也可能呈現陽性。因此，光是做尿液檢查，無法正確得知肝功能的狀態。

＊2　**正常標準值**　肝功能的正常標準值，依進行檢查的醫院和設施的不同而有差異。本書所表示的數值為參考值，也因個人的體調和條件的不同而有差異。

＊3　**凝血酶原**　存在於血漿中的血液凝固因子，現在發現了十三種。凝血酶原為第二種因子。凝血酶原時間超過十五秒，表示止血機能異常。

＊4　**HCV－RNA**　調查C型肝炎病毒核糖核酸的病毒標記檢查。

＊5　**門脈壓亢進症**　因為肝硬化等而肝功能減退時，門脈血液循環不良，產生瘀血，出現腹水、浮腫等症狀。

專欄

兒子的病成了關鍵

八歲的A君因為身體倦怠到醫院就診，結果發現是B型急性肝炎，住院不久之後黃疸出現。懷疑是雙親之一，也許是母親造成的感染，於是替那位媽媽做血液檢查，結果HBs抗原為陽性，而感染力較強的HBe抗原亦為陽性。為了慎重起見，遂替父親也做檢查，結果HBs抗原、抗體皆為陰性，表示並未感染肝炎。A君由於日常生活的接觸，而從帶原者母親得到感染。

A君的黃疸消失以後，逐漸復原，後來做檢查確認HBe抗體出現，表示不會慢性化。問題在於母親。因為沒有肝炎的自覺症狀，所以沒有做過檢查，但是進一步接受肝功能檢查、肝臟切片檢查等精密的檢查，診斷是肝硬化。肝硬化的症狀慢慢的進行，等到發現時為時已晚的例子很多，A君的母親因為兒子的疾病而在代償期就發現，實是不幸中的大幸。現在她遵守靜養和食物療法的規定，儘量不要操勞。

腹水治療的重點為減鹽

經營顧問公司的四十八歲男士K君，幾年前因為肝硬化而看門診，因為一週只要到公司三～四次，所以沒有問題。但是到了決算期，非常忙碌，結果體調崩潰，腹部發漲而痛苦，上醫院就診。

診斷的結果是腹水大量積存，體重增加了將近十公斤。

應該立刻住院，但是工作之故，無法住院，只好在自宅進行食物療法。腹水治療最重要的就是限制食鹽（鈉）的攝取量。攝取食鹽之後要將其排泄掉，每排泄一公克食鹽，體內就會積存二百毫升腹水，所以K君一天的食鹽攝取量限制在三公克以下，並開了少量的利尿劑。

一般而言，要病人按照醫生的指示進行減鹽食物療法是非常困難的，但是K君相當合作，一週後腹部膨脹的現象消失了，體重減輕五公斤，三週後恢復原來的體重，腹水完全消失了。

第二章　基本知識篇

好好掌握肝臟病

肝臟的構造與功能①

肝臟是何種臟器？

肝臟位於右上腹部，是人體最大的臟器。重量成人男性為一・五公斤，女性為一・三公斤。至於形狀和顏色，請各位想像一下牛或豬的肝臟。健康人的肝臟，表面光滑，為暗褐色。

◆肝臟的位置

肝臟在右上腹部的內側，正好是在肋骨及横隔膜的保護下，因此健康時從腹部上方觸摸不到肝臟。但是因為肝硬化而變硬、腫脹時，在心窩附近可以觸摸到肝臟。

肝臟以血管系統來區分，可分為右葉和左葉，外觀上看起來是同一個臟器。右葉與左葉相比之下看起來非常的大，佔整體的四分之三。

出入肝臟的血管有門脈、肝動脈、肝靜脈，其中門脈這支靜脈是只存在於肝臟的血管系。

肝臟各部位的名稱

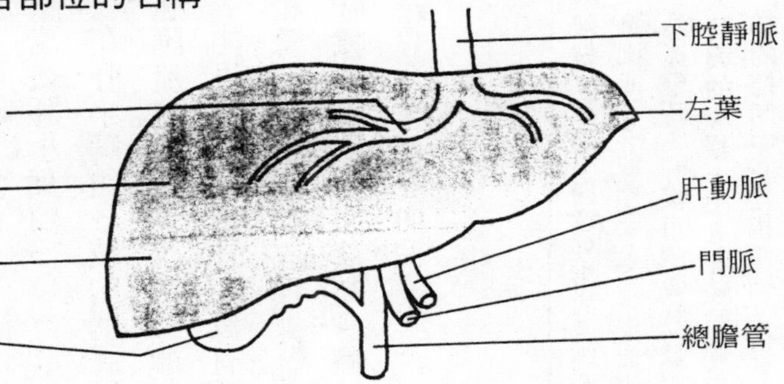

肝小葉的構造

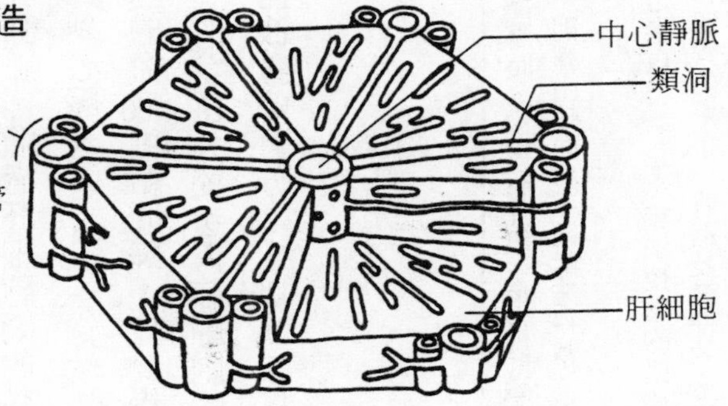

門脈是來自胃、腸、脾臟、胰臟、膽囊等靜脈流入的血管，將由小腸消化吸收的營養素送到肝臟。

肝動脈則是運輸肝臟所需要的氧和熱量的血管。肝靜脈是負責將肝臟代謝、處理過的營養素送到心臟的血管。在肝臟處理的營養素，經由心臟運送到全身。

◆由三千億個細胞所構成的肝臟

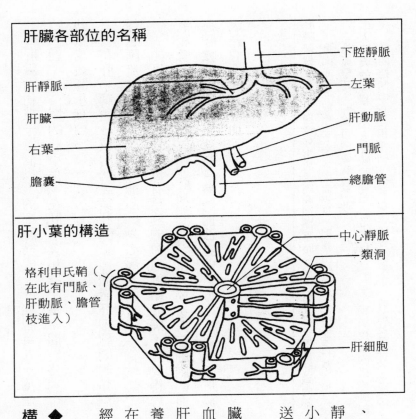

肝臟由約三千億個以上的細胞構成。肝細胞每五十萬個聚集在一起，形成直徑〇·五～二公厘的肝小葉，在肝小葉和肝小葉中間有格利申氏鞘，其中有門脈和肝動脈流入肝小葉內。

在肝小葉內分枝的門脈與肝動脈，通過肝細胞間的類洞進入中心靜脈。在中心靜脈匯流的血液，經由肝靜脈回到心臟。

如果發生了意外，沒有足夠的血液供給肝臟，會變得怎樣呢？肝細胞所需要的氧和營養無法送達，致使肝功能減退。每分鐘送入肝細胞的血液約為一一〇〇毫升，在肝臟內蓄積的血液為身體總血液量的百分之十以上。肝臟之所以呈暗褐色，就是因為它含有很多血液。

肝臟破裂　因為交通意外事故受到強烈撞擊時，或沒有外傷，但是肝臟內部的組織破裂，體內大量出血，導致死亡。如果出血少量，則經由輸血和手術能夠得救，但是像意外事故等遭到強烈撞擊時，肝臟可能破裂或擴散。

出入肝臟的神經　出入肝臟的神經，是指自己的意志無法控制的自律神經。與在腦的丘腦下部的控制中心互相連結，負責掌管血管的擴張、收縮及膽汁的分泌等。

肝臟的構造與功能②

有化學工廠之稱的肝臟具有哪些作用？

肝臟有「化學工廠」之稱，功能複雜而多樣化，主要作用為代謝*1、解毒、膽汁分泌等三項。

◆代謝

①醣類的代謝

我們所吃的飯、麵包、麵類等碳水化合物所含的醣類，經由唾液分解為葡萄糖後，在腸被吸收。通過門脈到達肝臟的葡萄類，不能夠以這樣的型態儲存，必須先變為糖原，再儲存於肝臟內。當血糖降低時，配合必要再變成葡萄糖，釋放到血液中。身體機能能夠順暢的發揮作用，就是因為肝臟能夠供給能量。

②氨基酸代謝

從肉、魚、蛋中攝取的蛋白質，在胃和小腸消化後，分解為氨基酸。肝臟的作用是將氨基酸合成為適合人體使用的蛋白質，透過血液送達體內。

血液中的蛋白質大部分是在肝臟合成的，所以只要調查血液中的蛋白質量，就能得知肝臟的情形。當血液中的蛋白質——白蛋白降低時，表示肝臟受損，氨基酸代謝不良。

③脂肪代謝

從植物油、奶油、肉類攝取的脂質，在腸分類為脂肪酸和甘油被吸收。其中的一部分透過門脈或淋巴管運送到肝臟，肝臟再將其合成為人體容易活用的膽固醇、磷脂質、中性脂肪，而後送到血液中。

此外，肝臟內經常會儲存百分之三～五的中性脂肪，健康的人不會超過這個數值，但是吃得過多、喝得過多而導致肝功能減退時，中性脂肪大量沈著，肝臟腫脹，形成脂肪肝。

肝臟也進行維他命、礦物質、荷爾蒙等的代謝。維他命和礦物質是維持健康不可或缺的微量營養素，原有的型態無法有效運用，因此必須在肝臟內轉換為人體容易活用的型態。

肝臟亦可調節女性荷爾蒙和腦下垂體*2荷爾蒙。肝臟不好時，手掌會發紅，出現手掌紅斑或蛛網狀血管瘤，就是因為女性荷爾蒙控制不良所致。

◆解毒

肝臟會將進入體內的有害物質，或是體內所發生的過剩生產物質分解處理，變成無害物排至體外。

例如分解酒時所產生的乙醛是具有毒性的物質，但在肝臟進行解毒處理加以分解，所以喝醉酒後一段時間就會復原。

如果大量飲酒，超過肝臟的解毒能力，就會出現噁心、頭痛等宿醉現象。或是藥物、農藥、食品添加物等對我們的身體而言是毒物的化學物質，全都由肝臟負責分解處理，使其變成無害。

肝臟能將由體外進入和在體內生產的有害物加以無害化。

例如在腸內，食物消化吸收時所產生的有害氨，必須藉助肝臟分解，進行解毒處理。當罹患肝硬化等重大疾病時，肝功能極端減退，腸內產生的氨無法被解毒掉，到達腦就會引起肝性腦症*3。

◆膽汁的分泌

在肝臟處理的各種物質，成為膽汁先蓄積在膽囊內，當食物由胃運送到十二指腸時，同時也將這些物質排泄掉。膽汁的作用之一就是使脂肪或維他命等在腸內容易消化吸收。

膽汁的成分包括膽汁酸、膽固醇、磷脂質、膽紅素等，膽汁為黃色，就是因為有膽紅素這種膽汁色素＊4之故。人類的糞便為黃色或茶褐色，就是膽汁色素所致。

膽汁不只能幫助消化吸收，同時也具有排泄解毒物的作用。當肝功能惡化，膽汁的合成與排泄也無法順暢進行，這時膽紅素在血液中增加，就會造成黃疸現象。

◆沈默的臟器

肝臟是具有複雜作用的臟器，是最重要的臟器之一，我們是否能夠健康的生活，必須依賴肝臟的情況來決定。肝臟的預備能力極大，即使有些受損仍會默默工作，因而有「沈默的臟器」之稱。

肝臟病的發現通常較遲，就是因為預備能力大，自覺症狀較難察覺。為了避免自覺症狀出現才發現肝臟有毛病，已是為時太晚，後悔莫及，所以平常就要注意。

肝臟的作用

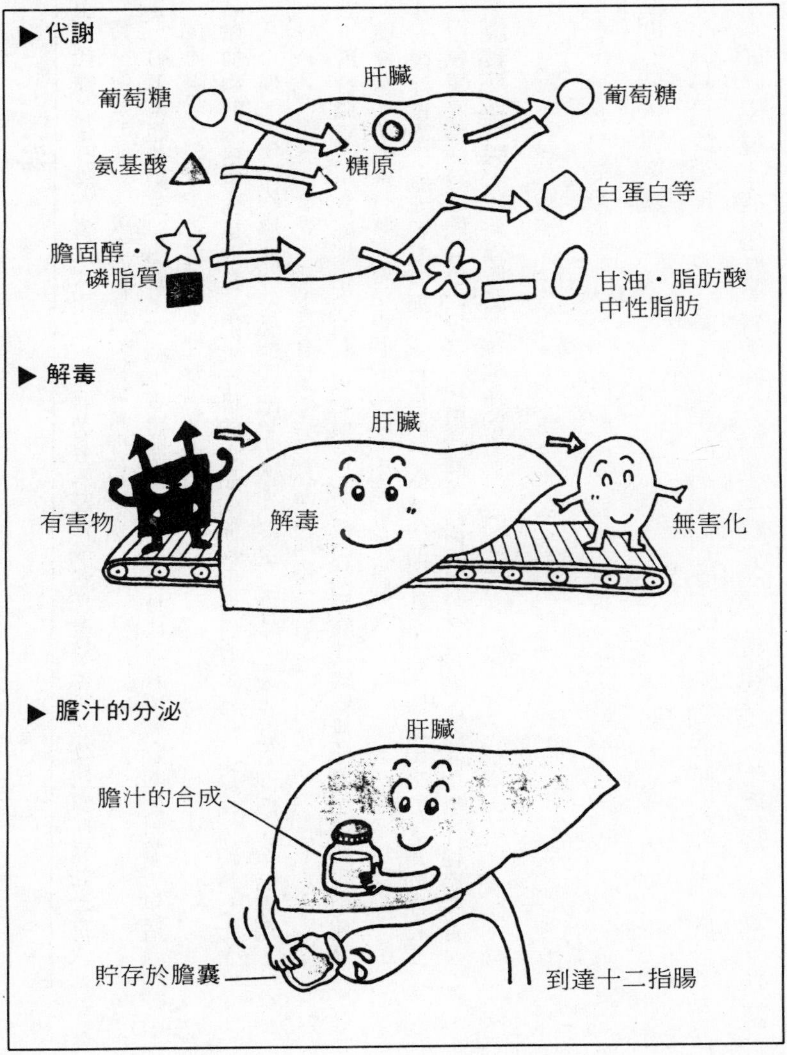
▶ 代謝
肝臟
葡萄糖
糖原
葡萄糖
氨基酸
白蛋白等
膽固醇・
磷脂質
甘油・脂肪酸
中性脂肪
▶ 解毒
肝臟
有害物
解毒
無害化
▶ 膽汁的分泌
肝臟
膽汁的合成
貯存於膽囊
到達十二指腸

＊1　**代謝**　是肝臟負責的作用之一，藉著分解及合成各種營養素和化學物質，重新製造人體所需要的成分，或是將無用的物質無害化。

＊2　**腦下垂體荷爾蒙**　由腦下的腦下垂體所分泌，在全身代謝時所需要的荷爾蒙，包括成長荷爾蒙、副腎皮質荷爾蒙、性腺刺激荷爾蒙等。

食品添加物的一日平均攝取量　國人一日的食品添加物平均攝取量為十一公克，約為七十～八十種。一年內約攝取四公斤的添加物。添加物的安全性，其本身就有問題，像防霉劑、ＯＰＰ、過氧代氫等，都是具有致癌性的食品添加物。

＊3　**肝性腦症**　因為肝硬化等而肝功能減退，血液中氨等有害物質無法處理，結果引起意識障礙。繼續進行時，會損害腦的功能，引起肝性昏睡。

＊4　**膽汁色素**　膽汁色素大部分都是舊的紅血球中的血紅蛋白所製造出來的。舊的血紅蛋白會變成膽紅素這個黃色的色素，和膽汁酸等其他的成分一起形成膽汁。膽汁經過膽管、膽囊而送到腸內，促進脂肪及維他命的吸收。

肝臟病的種類①　病毒性肝炎

國人較多的肝炎聽說是病毒性肝炎

國人的肝臟病約有百分之八十是病毒造成的，現在已經確認五種肝炎病毒，而在我國較多的是A型、B型、C型病毒所引起的肝炎。

◆為何會發生肝炎？

目前確認的肝炎病毒有A型、B型、C型、D型、E型五種，國人較多的病毒性肝炎為A型、B型、C型三種。

由病毒造成的肝炎之發症構造，並不是病毒本身損害肝細胞，而是與病毒作戰，想要將其自肝臟內排除掉的免疫反應本身損害了肝細胞，而引起發炎症狀。病毒性肝炎因病毒種類不同，感染經路與症狀的經過也不同。感染經路之一就是經由被病毒污染的飲食等的經口感染＊1，另外一種則是藉著體液和血液造成的感染。

經口感染為A型與E型病毒，因為吃了被污染的生水和生的魚貝類而引起感染。B型、C型、D型的病毒性肝炎則是經由血液和體液感染。感染經路則是由帶原者母親生下孩子時所引起的母子感染，或是因輸血、注射針頭和點滴的意外、性行為、刺青等而感染。

B型與C型的病毒，前者的感染力較強，像注射針頭的醫療意外、性行為的感染，都以B型較高，而且母子感染率較高的也是B型。C型的主要感染經路是輸血和預防接種，不過大都原因不明。

◆急性肝炎與慢性肝炎的不同

病毒性肝炎分為急性肝炎與慢性肝炎。急性肝炎是暫時性的肝炎，在感染病毒後不久就會引發肝炎，發炎症狀痊癒以後，病毒就會排除到體外。慢性肝炎則是持續性的肝炎，發炎症狀持續六個月以上。A型與E型的病毒性肝炎都是暫時性的急性肝炎，一旦感染就會形成抗體，不過二度感染也不會慢性化。

較容易成為慢性肝炎的則是B型與C型病毒。如果成人感染B型病毒，會出現急性肝炎經過，但是經由母子感染的話，孩子在長大後發症，幾乎都會慢性化。

C型的惡化度比B型高，感染以後會引起急性肝炎，百分之五十以上會轉移為

病毒性肝炎的感染經路

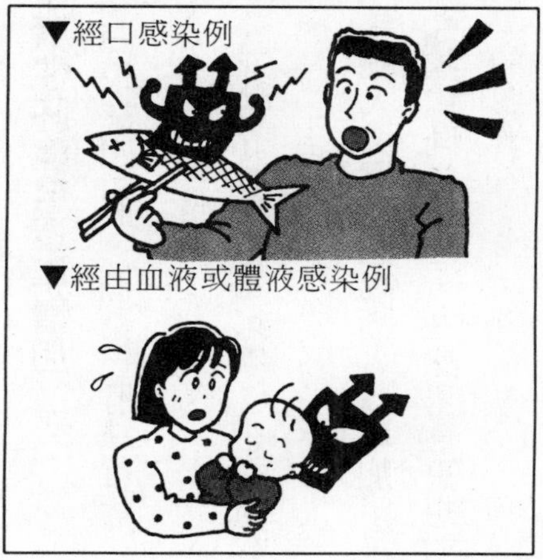

慢性肝炎。

◆會致命的劇症肝炎

急性肝炎幾乎都能完全治癒，但是偶爾會出現劇症肝炎這種死亡率極高的疾病。

B型與C型的病毒性肝炎會轉移為劇症肝炎，也可能是因為藥劑而起。劇症肝炎在感染後兩週內死亡的稱做電擊型，三個月左右死亡稱為亞急性型。

治癒率為百分之二十~三十，現在還沒有確立治療法，而治療率以年輕較高，完全治癒就能恢復原先健康的肝臟。

肝炎病毒的發現　一九六四年英國醫師布朗巴克發現了一部分的B型肝炎病毒的抗體。一九七三年發現A型肝炎病毒，一九七七年D型肝炎病毒被發現。而C型則在一九八九年才被發現。

*1　**經口感染**　被肝炎病毒擁有者的糞便污染的生水或生的魚貝類成為感染源，而感染了肝炎，稱為經口感染。經口感染型的肝炎病毒為A型與E型。

肝臟病的種類②　酒精性肝障礙

因為喝酒而罹患肝臟病的人很多嗎？

在我國，酒精性肝障礙與酒精耗量的增加成正比。適量的飲酒，酒能成為「百藥之長」，但是過量飲酒卻會成為脂肪肝、肝硬化等酒精性肝礙障的原因。

◆酒精性肝障礙逐年增加

酒精性脂肪肝、酒精性肝纖維症、酒精性肝炎、酒精性肝硬化，總稱為「酒精性肝障礙」。

本來酒精性肝障礙較少，但是近年來由於酒的消耗量增加，遂成正比的有增加傾向。

年輕人與女性的喝酒人口增加了，尤其是女性比男性更易受到酒精之害。如果與男性飲用同量的酒，在比男性更短的期間內就會發生肝障礙，這可能是受到女性荷爾蒙的影響。

酒消耗量、消耗者數的增加

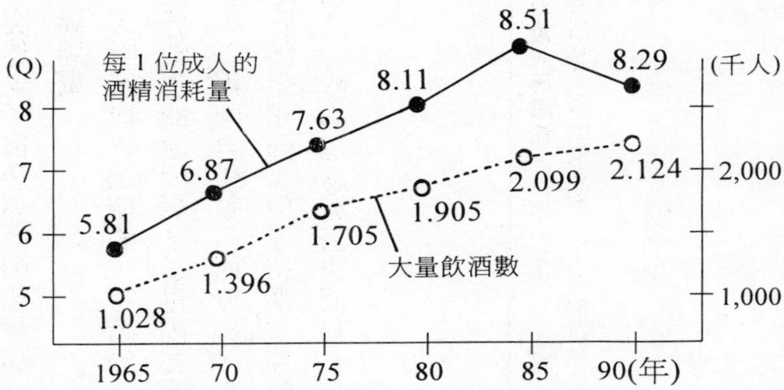

＊所謂大量飲酒者是指1天平均喝150ml以上純酒精的人，
計算方式乃依ＷＨＯ的規定。

根據厚生統計協會「國民衛生的動向　1994年」

與酒的攝取量成正比的是肝硬化的死亡率也增高了，也就是說酒攝取過剩對肝臟有害。

◆酒精性肝障礙的種類

每天持續大量的飲酒，肝臟來不及處理酒精，就會引起肝障礙。

酒精性脂肪肝是長期大量飲酒的結果，脂肪沈著於肝臟，肝功能不良所致。幾乎沒有症狀，大都在健康檢查時發現，早期戒酒的話就立刻痊癒。脂肪肝再繼續進行，肝細胞周圍的纖維增加，成為肝纖維症，這時只要戒酒也能治癒。

酒精性肝炎則是平日有喝酒習慣

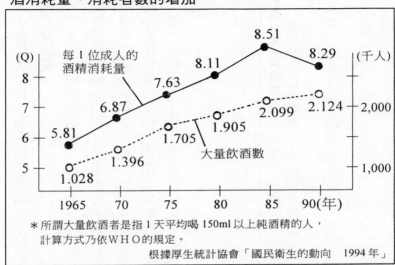

的人，突然喝了很多酒而引起發病。主要症狀為食慾不振、噁心、腹痛等，有時會引起意識障礙。

一天喝五壺以上的酒，持續喝上十年，最後就會導致酒精性肝硬化。為什麼酒會成為肝硬化的原因呢？這是因為酒會破壞肝細胞，而肝細胞會再生，在反覆這個過程當中，周圍會纖維化而變硬，就無法再復原了。酒精性肝硬化的症狀與病毒所引起的肝硬化相同，但在初期就住院接受治療並戒酒，還不會導致嚴重的後果。

總之，飲酒過度有百害而無一利，要適可而止。

酒的攝取量與肝臟病　持續十年喝日本酒五壺以上的人稱為「大酒家」，持續五年喝三壺以上者稱為「習慣飲酒家」。大酒家發生肝硬化的機率為一〇～二〇％。

肝臟病的種類③　藥劑性肝障礙

聽說藥物也會引起肝臟不良

因為藥物或農藥等化學物質而引起的肝障礙稱為藥劑性肝障礙。幾乎只要中止原因藥物的服用就能治癒，但是偶爾也會因為副作用而死亡，所以服用藥物要留意。

◆藥劑起因性肝障礙有三種

我們為了治療疾病而服用藥物，但是藥物有時候與身體不同，這是怎麼回事呢？肝臟具有將從體外進入的異物（毒）分解，使其無害化的「解毒」作用。藥在本質上就是與身體不合的異物，在肝臟加以分解。有時候這些藥物會使肝臟受損，這種障礙稱為藥劑性肝障礙，有以下三種：

①過敏性肝障礙

與肝臟蛋白質結合的藥劑成分，被身體的免疫構造視為異物而引起過剩反應，加以攻擊，使肝臟受損，而引起過敏性肝障礙。這是藥劑性肝障礙中最多見的一種，是否會引起肝障礙則因服用藥物者的體質不同而有差異。服用藥物若出現發疹或氣喘等過敏反應，表示免疫構造比一般人更為敏感，因此服用藥物一定要和醫師或藥劑師商量。抗生素或荷爾蒙劑、循環器官系的藥物、中樞神經用藥，以及維他命劑、中藥等，都有引起過敏*1的可能性。農藥或食品添加物也有可能引起過敏，所以過敏體質的人，在飲食生活上也要注意。

②中毒性肝障礙

藥物的成分對肝臟具有毒性而破壞肝細胞，這就是中毒性肝障礙。容易引起中毒性肝障礙的抗癌劑等，這些藥物若是服用一定量以上，任何人都可能引起肝障礙。

③蓄積性肝障礙

當此藥物攝取的物質積在肝臟內而引起障礙，這就是蓄積性肝障礙。服用後經過幾年，肝臟腫脹，或是發生惡性腫瘤，不過最近的藥劑審查嚴格，充分進行臨床實驗，因此這種藥物的副作用所造成的肝障礙已減少很多。

藥劑性肝障礙只要中止原因藥物的服用都可治癒。國人喜歡吃藥，但是藥物雖然有效，也有副作用。尤其是肝臟不好或過敏體質的人，切記絕對不可任意服用藥物。此外，看醫生時也要確實告知以往服用的藥物。

◆女性要注意避孕藥

年輕女性有時會出現藥劑性肝障礙，這是由經口避孕藥所引起的。避孕藥是一種女性荷爾蒙劑，目的在於避孕，但是持續服用有可能引起肝障礙。特徵是出現黃疸，但是只要中止藥物的服用，立刻就能復原。

避孕藥的副作用是要注意可能引起血栓症或肝臟的良性腫瘤＊2。良性腫瘤不像惡性腫瘤那樣轉移，但是不能否定惡性化的可能。

因此聰明的女性一定要避免長期服用避孕藥。

＊1　**過敏**　當細菌或病毒由外部侵入人體時，人體會視其為異物，等到異物再度入侵時，體內會出現各種免疫反應，想要將其擊退。過敏則是免疫反應過度發揮作用，是對自己身體造成不良影響的作用。

健康食品安全嗎？　掀起健康旋風後，被認為具有各種效能的健康食品充斥市面。像以前在大眾傳播媒體上加以報導的鍺食品等，會引起肝障礙，故不可過度依賴，最好還是從食物中攝取營養比較理想。

＊2　**肝臟的良性腫瘤**　肝臟的良性腫瘤，包括血管瘤或腺瘤。血管瘤即使置之不理，也不必擔心，但是每年還是要接受一～二次的檢查。腺瘤如果放任不管，則腫瘤會破裂。經常使用避孕丸（口服避孕藥）者，較容易出現腺瘤。

肝臟病的種類④　自體免疫所引起的肝臟病

聽說會因為自體免疫而引起肝臟病

自體免疫就是原本保護身體免於病毒等外敵侵襲的免疫組織，因為某種原因將自己身體的一部分視為異物而加以攻擊的意思。因此一旦自體免疫形成時，體內就會引起發炎症狀。自體免疫所引起的肝臟病，包括自體免疫性肝炎與原發性膽汁性肝硬化，尤其是女性較多罹患這種病。

◆女性較多的自體免疫性肝炎

自體免疫性肝炎是中高年齡層的女性較多罹患的疾病，最近年輕女性也有增加的傾向。這種疾病進行得非常快，若放任不管，三～五年就會造成肝硬化或死亡，是難病之一。除了倦怠感、食慾不振、黃疸等肝臟病的症狀以外，還有月經異常、發毛異常、關節痛、皮膚發疹等現象，同時也會合併發生關節風濕、謝革蘭症候群*1等其他的自體免疫性疾病，因此早期發現與治療非常重要。

由自體免疫所造成的肝臟病的特徵症狀

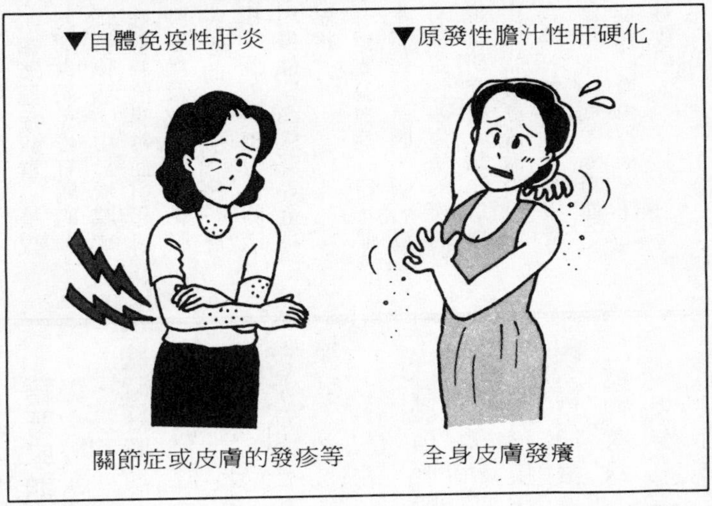

◆以皮膚的發癢和黃疸為特徵的原發性膽汁性肝硬化

原發性膽汁性肝硬化是膽管發炎，膽汁流通受阻而引起的疾病。原因也可能是自體免疫，同時與其他自體免疫性疾病一樣，原因不明。

這種疾病以女性較多，尤其是四十到六十幾歲的女性。

特徵是全身的皮膚發癢。最初到皮膚科求診，結果發現皮膚本身並沒有任何異常，等到黃疸出現時，才診斷為原發性膽汁性肝硬化。

這種疾病與自體免疫性肝炎同樣，大都會合併關節風溼或其他的自體免疫性疾病出現，最後進行為肝硬化。被國家認定為難病*2之一。

藉著早期發現與藥劑的效果克服難病（症例）

四十六歲的S女士在一年前接受肝炎治療，症狀時好時壞。在朋友的建議下，轉院至專門治療肝臟疾病的醫院。

S女士容易疲倦、倦怠、黃疸出現等肝臟病特有的症狀都出現了，體內非常的癢，她的皮膚出現無數抓痕。

於是立刻進行精密檢查，發現GOT、GPT的上升數值屬輕度，但是血液中卻出現一種自體抗體——抗線粒體抗體，因而知道是原發性膽汁性肝硬化。

這種疾病是沒有有效的治療法的難病，而S女士因為早期發現，所以使用熊去氧膽酸這種含有膽汁酸的藥物有效。

S女士藉著這種藥物之賜，體內的發癢症狀消失，肝功能復原，現在很有元氣的出外打工了。

*1 **謝革蘭症候群**　被視為與自體免疫有關的一種膠原病。由於淚腺或唾液腺的異常而引起口腔乾燥及乾燥性角結膜炎等的症狀，為其特徵。此外，也會伴隨出現慢性關節風濕等全身症狀。

*2 **認定為難病**　日本厚生省對於原因不明、沒有決定性治療法的疾病進行研究時，認為這種疾病的醫療費需由公費負擔，使患者容易接受診療。因此，像自體免疫性肝炎也被國家認定為難病。

急性肝炎①　A型肝炎

A型肝炎聽說較容易因海外旅行而感染

A型肝炎是較容易痊癒的肝炎，而且一旦感染就能免疫，不容易二度感染。高齡者較多已有免疫能力的人，而年輕人大都缺乏免疫，所以因為海外旅行而感染的例子增加了。

◆注意生水和魚貝類

A型肝炎病毒＊1會大量釋放到膽汁中，因此會隨著糞便一起排泄到體外，所以如果吃了被摻雜病毒的糞便所污染的水或魚貝類，就會感染病毒。

A型肝炎以前是國內的流行性肝炎，但是由於抽水馬桶和上下水道的設施完善，現在已經減少了。不過還是有人因為吃生蠔而感染，或在幼稚園和小學集體流行，但是沒有大規模的流行。

可是在東南亞諸國，這是多發的疾病，因此在當地飲用生水或吃生的魚貝類而

A型肝炎的特徵

原因（感染經路）	透過食物的經口感染 （生水、生的魚貝類） ・水平感染
自覺症狀	倦怠、食慾不振、頭痛、發燒、關節痛等類似感冒的症狀 ↓ 1 週後，感冒的症狀消失，出現黃疸，尿為黃色，便色泛白 ↓ 復原
治療法	靜養與補給營養
預防	到東南亞、非洲等地區旅行時 ・注意避免使用生水、生的魚貝類 ・接受預防注射（免疫球蛋白）
慢性化	不會

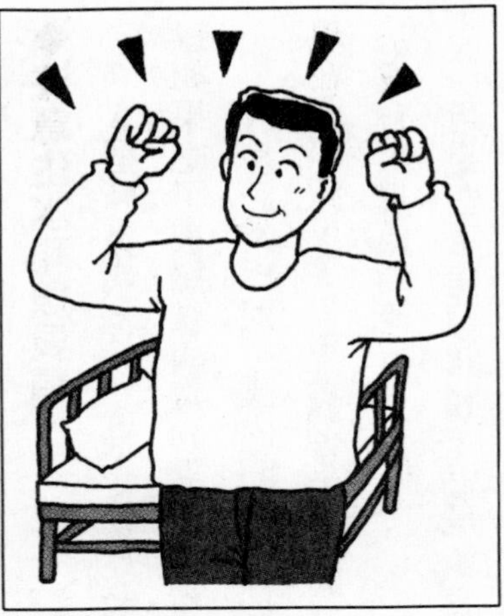

A型肝炎治療率極高，
不會慢性化

受感染的例子不少。海外旅行者感染的肝炎者百分之八十是A型肝炎。

◆初期症狀與感冒類似

感染A型肝炎病毒二～六週後出現症狀，在二～三個月內會痊癒。初期會有身體倦怠、食慾不振、頭痛、發燒三十八度、關節病等類似感冒的症狀。這些症狀持續一週，然後開始出現黃疸，身體倦怠及發燒、食慾不振等症狀好轉，逐漸痊癒。

很多人就算感染A型病毒，會誤以為是感冒，等到黃疸出現以後才察覺是肝炎。但是除了類似感冒的症狀，A型肝炎的特徵症狀就是尿呈褐色，而且糞便會泛泛白。所以從A型肝炎流行地區回國的人，必須注意是否感染。

A型肝炎偶爾也會轉為劇症肝炎，不過症狀輕微，治癒率較高，不會轉移為慢性肝炎。

◆檢查抗體就能輕易診斷

A型肝炎的診斷很簡單，只要檢查血液即知。

血液檢查的方法是測定血液中的IgM型HA抗體。IgM型抗體是當外敵侵入體內時，最初在血液中增加的抗體，三個月後就會消失。因此做了血液檢查，IgM型HA抗體為陽性的話，表示感染了A型肝炎病毒。

等到肝臟的發炎症狀痊癒，IgM型抗體減少以後，IgG型抗體會增加，表示對於A型肝炎病毒已產生抗體。當這抗體出現時，即表示不會二度感染A型肝炎病毒。

醫生除了這些血清學的檢查，也會參考肝功能的數值、黃疸出現的方式、觸診肝臟來做綜合判斷。

診斷為A型肝炎後，要立刻住院。A型肝炎沒有特效藥，治療的基本就是靜養和補充營養。缺乏食慾時要以點滴補給營養。

GOT、GPT等肝功能恢復，黃疸不再出現，一個月就能出院。出院後還要在自宅療養一週。

◆預防法

不具有A型肝炎病毒免疫的年輕人，到東南亞、非洲等A型肝炎流行地區旅行時，特別需要注意。

極力避免飲用生水、吃生的魚貝類，盡可能熟食、喝礦泉水。經由生菜沙拉和調酒的水感染的例子也不在少數，因此進食要選擇可靠的店。以往露天的攤販頗受人歡迎，然衛生不佳，最好避免。

有效的預防法是在出國前先接受免疫球蛋白*2預防注射，大約具有二～三個月的預防效果，因而可以安心。

此外，開發中的A型肝炎疫苗近來已經實用化了，注射這種疫苗兩次，大約百分之百的人都能擁有抗體，能夠預防六個月以上；再接種一次，預防效果可以持續到半永久時期，同時副作用較少。

A型肝炎的預防

▶到衛生狀態不良的國家去旅行的人……

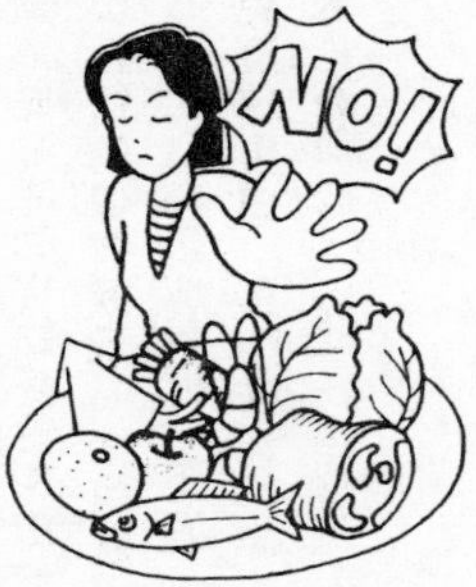

避免喝生水、吃生的蔬菜
及生的魚貝類。

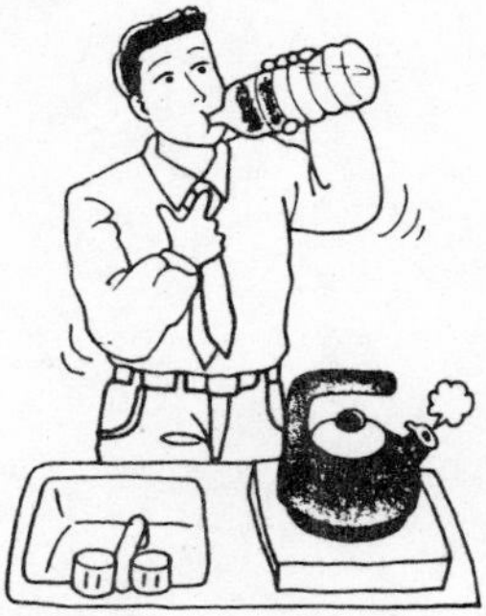

喝煮沸過的飲水，
或利用礦泉水。

▶還是不放心的人…

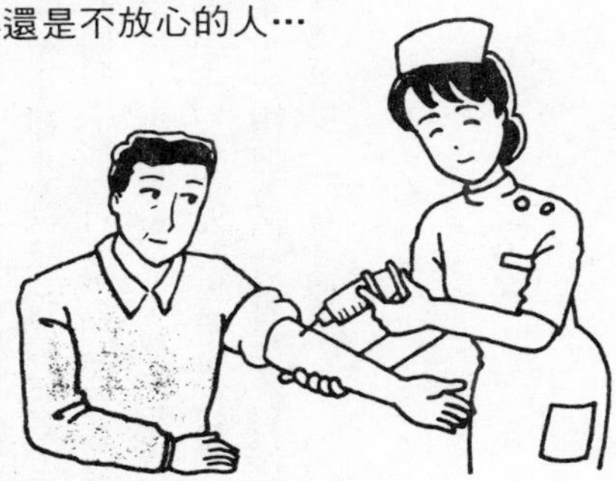

旅行之前事先注射免
疫球蛋白。
（3～5ml 的肌肉注射）

▼這些人會投與免疫球蛋白

到東南亞等A型肝炎多發國家去旅行或赴任的人

配偶或同居家族有A型肝炎患者

在廚師罹患A型肝炎的餐館吃東西的人

在集體發生A型肝炎的幼稚園等地工作的人

＊1 A型肝炎病毒 為直徑三〇毫微米（一毫微米等於一百萬分之一毫米）的球型病毒，引起小兒麻痺的脊髓灰質炎病毒也為其同類。在一百度下加熱五分鐘就會死亡。

A型肝炎抗體的保有狀況 衛生狀況好轉之後，現在未滿三十歲的年輕層A型肝炎抗體的保有者不及五％，比較低。不過，五十歲以上約八十％的人帶有抗體。

＊2 免疫球蛋白 預防肝炎所使用的球蛋白。由血液中擁有很多對付肝炎病毒抗體的人的血液精製而成，因此，也稱為人類免疫球蛋白，共有五種。

急性肝炎②　B型肝炎

由B型急性肝炎轉移為慢性肝炎的例子很多嗎？

成人以後罹患B型肝炎，幾乎都是暫時性的急性肝炎，除了一部分，不用擔心慢性化。要防止慢性化，初期就要好好的接受治療，並且完全治好。

◆水平感染幾乎都是急性的

B型肝炎的感染方式，包括出生時由帶原者母親感染的垂直感染，和在成長過程中或長大後因為某種原因感染的水平感染。

水平感染主要的感染經路，是不小心刺到沾著B型肝炎患者或帶原者血液的注射針頭所致的醫療意外，或因輸血、性行為引起。

一旦感染B型病毒，到發症為止的潛伏期約是一個月到半年。等到肝炎的自覺症狀出現以後，若是出現黃疸症狀，在二～三個月至半年內就能痊癒，但是百分之二～三的急性B型肝炎會轉移為劇症肝炎，導致死亡。

此外，感染B型肝炎病毒＊1的人當中，有隱性感染者，也就是說不會出現症狀，不知道什麼時候形成抗體而自然治癒。

◆若血中的HBs抗原為陽性則為B型肝炎

是否為B型急性肝炎，只要調查血液中的HBs抗原就能診斷。一旦感染B型肝炎病毒，在出現急性肝炎的症狀之前，血液中的HBs抗原會增加。急性肝炎痊癒以後，血液中的HBs抗原消失，繼而形成HBs抗體。此外，B型急性肝炎的初期也會出現IgM型HBc抗體＊2。

進行血液檢查（病毒標記），如果HBs抗原和IgM型HBc抗體都是陽性，表示得到B型急性肝炎。相反的，如果HBs抗體為陽性，表示過去曾感染B型病毒，而現在已完全好了。

通常B型急性肝炎感染後發症前，血液中會出現陽性的HBs抗原，接著IgM型HBc抗體為陽性，GOT、GPT、膽紅素的數值升高，出現肝炎症狀。肝炎在一～二個月，至多半年內就能治癒，在這期間，血液中的HBs抗原消失，取而代之的是形成HBs抗體，表示疾病完全痊癒。

病毒標記與陽性反應

病毒標記	顯示陽性
HBs 抗原	感染 HBV(B 型肝炎病毒)
HBs 抗體	過去感染 HBV，但現在已經痊癒，有免疫力
HBe 抗原	HBV 正在旺盛地增殖
HBe 抗體	HBV 的增殖開始減弱
*3 HBV－DNA 與 DNA 聚合酶	HBV 大量存在，持續地增殖

B 型肝炎的特徵

原因(感	血液與體液(注射針、輸血、性行為等) ・水平感染 ・垂直感染
自覺症狀	發燒、食慾不振、噁心、倦怠等類似感冒的症狀 ↓ 感冒症狀消失，出現黃疸，尿為褐色、便色泛白 ↓ 復原
治療法	靜養與補給營養
預防	免疫球蛋白與 HB 疫苗的接種
慢性化	會(帶原者的約 20%)

◆自覺症狀為發燒、噁心、倦怠

不只B型急性肝炎，急性肝炎的初期症狀都是發燒、噁心、倦怠，可是這些症狀不獨急性肝炎才有。像感冒時也會出現，疲勞或宿醉時也有這些症狀。尤其很多醫生誤以為是感冒而開了感冒藥，等到黃疸出現才知道是急性肝炎而立刻住院。

不過這也不能苛責醫生，因為醫生不可能讓因為感冒而來求診的每位患者都做血液檢查。

因此，如果發燒三十八度左右，身體和喉嚨疼痛，再加上食慾不振、噁心、腹痛、身體倦怠等症狀，就要懷疑是急性肝炎而找專門醫生檢查。

急性肝炎除了這些自覺症狀以外，當黃疸症狀開始時會出現褐色尿。黃疸開始以後尿色變得更深，糞便發白。

自覺症狀出現表示是肝細胞中的病毒增殖最旺盛的時期，發炎症狀強烈，肝功能減退。調查肝功能會發現GOT、GPT超出一千～三千。

全身出現黃疸時，病毒的增殖停止，肝炎症狀改善，通常一～二個月到半年內會完全痊癒。

◆住院期間為一～二個月

診斷為B型急性肝炎，要立刻住院靜養，並充分補給營養。目前對於病毒性的急性肝炎並無特效藥，治療上主要是採用靜養和食物療法。

躺在那兒靜養的主要理由是讓因為發炎而受損的肝細胞得到充分的血液。站著和躺著，流入肝臟的血液量完全不同，前者減少將近百分之三十。

尤其是急性肝炎的初期，肝功能明顯減退，絕對要好好靜養。除了吃東西和上廁所，能躺著就儘量躺著，保持安靜，缺乏食慾時可以進行混入維他命劑的葡萄糖點滴注射。

適用 HB 疫苗的人

（根據厚生省肝炎聯絡協議會的規定）

- ▶HBe 抗原陽性帶原者（帶菌者）的母親生下的新生兒
- ▶有 HBe 抗原陽性帶原者的家族（尤其以免疫力較弱的嬰幼兒為對象）
- ▶預料會經常投與血液製劑的血友病、再生不良性貧血、白血病，或接受移植・透析的患者
- ▶HBe 抗原陽性帶原者的配偶及訂婚者
- ▶HBe 抗原陽性血液事故的被污染者
- ▶醫療相關人員（不只是醫生、護士，從事直接接觸血液或分泌液工作的人，以及感染B型肝炎病毒機會較多的人也包含在內）
- ▶有HBs 抗原陽性帶原者的家族（尤其以嬰幼兒為對象）
- ▶長期滯留海外者

流到肝臟的血液量

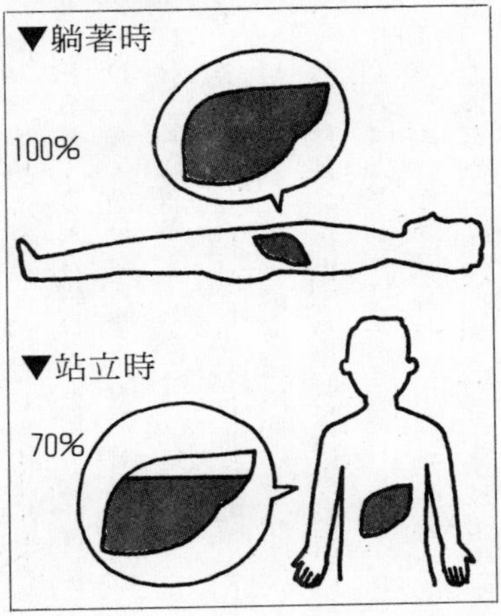

◆B型肝炎的預防

B型肝炎的主要感染管道為輸血，不過今非昔比，輸血用血液全會進行篩檢*4。雖然不敢斷言完全沒有感染的危險性，但是經由輸血感染已經很少見。

此外，母子感染也因為投與疫苗而避免了垂直感染的危險性。

如果母親是B型肝炎帶原者，HBe抗原為陽性，感染嬰兒的危險性很高，因此，要接種免疫球蛋白和HB*5疫苗。投與方法是出生時投與免疫球蛋白，然後分三次接種BH疫苗。接種疫苗後，形成HBs抗體，就不會再感染B型肝炎了。此外，HB疫苗的投與對象

還包括從事醫療工作者，以及有ＨＢｅ抗原陽性帶原者的家族，必須時常接受血液製劑＊6投與的住院患者等人。

B型肝炎與愛滋病　B型肝炎是成人感染之後大都為暫時性的疾病，而愛滋病等則是免疫減退的人感染以後容易慢性化的疾病。

＊1　B型肝炎病毒　直徑約四〇毫微米的球型病毒，外側為ＨＢｓ抗原，成為核心的部分則是ＨＢｃ抗原與ＨＢｅ抗原的雙重構造。經由血液或體液到達肝臟並增殖。

＊2　IgM型ＨＢｃ抗體　B型急性肝炎的初期會暫時出現的抗體。這個抗體為陽性時，診斷為B型急性肝炎，但是B型慢性肝炎急速惡化時，也會呈現陽性。

＊3　HBV-DNA與DNA聚合酶　ＨＢＶＩＤＮＡ是指ＨＢＶ（B型肝炎病毒）的遺傳因子ＤＮＡ，而ＤＮＡ聚合酶則是指合成ＤＮＡ的酵素，藉由測定這些量，即可了解血液中的ＨＢＶ到底有多少。

＊4　篩檢　為了防止因為輸血而引起的感染症所進行的各種檢查。除了以往的梅毒或ＨＢｓ抗原檢查之外，最近還增加愛滋病、C型肝炎的抗體檢查。

＊5　ＨＢ疫苗　是抑制B型肝炎病毒的蛋白質ＨＢｓ抗原活性化的物質，一旦使用，能使ＨＢｓ抗原不具感染力，提升安全性。成人分三次投與疫苗，大約九〇％的人能夠形成抗體，幾乎沒有副作用，就算有，也只是發燒、倦怠或接種部位腫脹而已。

＊6　血液製劑　白蛋白製劑或免疫球蛋白製劑。抽出血液中所含的蛋白質精製而成。

急性肝炎③　C型肝炎

C型肝炎聽說容易慢性化

C型肝炎幾乎都是經由輸血或預防接種而感染。感染力較B型弱，一旦感染容易慢性化，是可怕的疾病。C型慢性肝炎的患者中有幾成會轉移為肝硬化或肝癌，所以診斷為C型肝炎的話，一定要定期接受檢查。

◆終於發現診斷法的肝炎

C型肝炎以往因為不是A型也不是B型，而被稱作非A型非B型肝炎，長久以來病毒的真相成謎。

直到最近，終於確立了診斷法，因此知道以往被稱作非A型非B型肝炎中，有幾成以上都是C型肝炎。

C型病毒和B型一樣，都是經由血液和體液造成感染。我國的C型肝炎有百分之九十五都是經由輸血造成感染，剩下的則是因為重複使用注射針頭進行預防接種或刺青、性行為而感染。

病毒本身的感染力非常弱，所以母子感染率比較低。此外，成人感染B型肝炎幾乎都是暫時性的急性肝炎，很快就痊癒，但是不管誰感染了C型，都有慢性化的危險性。事實上，罹患C型急性肝炎的人有半數會轉移為慢性肝炎。

◆大多數人未曾察覺初期症狀

感染C型肝炎病毒以後，成為C型急性肝炎，但是大多數人都沒有察覺。症狀和B型急性肝炎同樣的令人以為「可能是感冒吧」。

A型與B型會出現黃疸症狀，因而得以發現不是感冒，但是C型有半數的人不會出現黃疸症狀，因此等到慢性化了，經由健康檢查發現的例子很多。

C型慢性肝炎的患者當中，有百分之三十～四十會進行為肝硬化、肝癌，所以

C型肝炎的特徵

原因（感染經路）	血液與體液(95%為輸血) ・水平感染 ・垂直感染
自覺症狀	發燒、噁心、倦怠感等類似感冒的症狀。 但是症狀較A型、B型來得輕 只有半數會出現黃疸
治療法	靜養與補給營養
慢性化	會(約半數會慢性化) 一旦慢性化，容易轉移為肝癌或肝硬化

C型急性肝炎容易進行

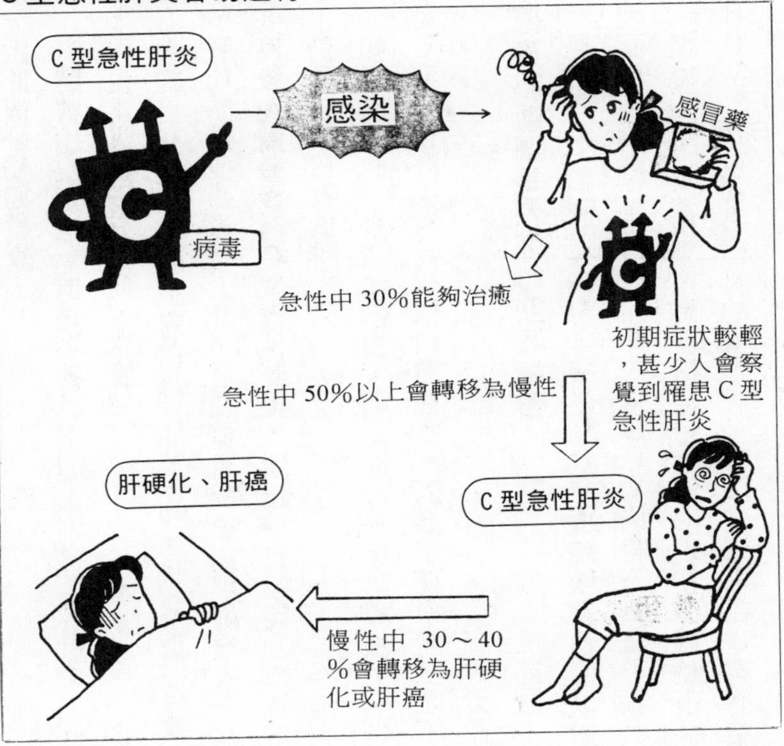
C型急性肝炎
感染
病毒
感冒藥
急性中 30%能夠治癒
初期症狀較輕，甚少人會察覺到罹患C型急性肝炎
急性中 50%以上會轉移為慢性
肝硬化、肝癌
C型急性肝炎
慢性中 30～40%會轉移為肝硬化或肝癌

在急性肝炎的階段，就要徹底的接受治療。

一旦感染C型肝炎病毒，大約在兩週到四～六個月的潛伏期後就會出現肝炎症狀。

經由輸血造成感染時，則病毒量越多，潛伏期越短。

◆初期症狀

症狀與B型急性肝炎差不多，會有發燒、噁心、倦怠等類似感冒的症狀，但比B型輕微，因此很少初期發現。

有時會出現黃疸，但是半數以上的人不會。GOT、GPT值上升為五百～六百，可是本人仍很有元氣、食慾。

大約百分之三十的患者在急性肝炎的症狀消失以後就痊癒了，但是自以為好了，肝功能數值卻再度上升，這種情形反覆出現好幾次，甚至持續一年以上都是這樣，然後逐漸轉移為C型慢性肝炎，所以一旦診斷為急性肝炎，就算覺得已經治好了，仍要定期接受檢診。

如果肝功能一直無法恢復，則要進行干擾素療法，大約九成都能預防慢性化。但是C型急性肝炎有時可以自然治癒，因此干擾素療法並不適用保險範圍。

◆確實診斷還是要進行血液檢查

是否感染C型肝炎病毒，接受HCV抗體檢查就可以知道了。這種抗體在感染C型肝炎病毒時會出現，因此如果HCV抗體為陽性，表示病毒在體內或已消失。

遺憾的是這項檢查沒有辦法清楚地了解現在病毒是否存在於體內。但是最近確立HCV－RNA這種新的檢查法，可以知道現在是否感染C型病毒。如果HCV

抗體為陽性而HCV—RNA為陰性，表示過去曾感染C型肝炎而現在已痊癒。若是兩者皆為陽性，則可判斷為現在感染C型肝炎病毒。

C型急性肝炎出現時，百分之三十的感染者可以痊癒。

引起急性肝炎以後，GOT、GPT等肝功能數值恢復正常的話，則表示完全治癒的機率極高，但是C型肝炎即使完全治癒，病毒仍可能殘留體內，成為帶原者，因此在十～二十年內都有可能發病。

如果診斷為C型急性肝炎，和A型、B型同樣，要立刻住院，基本治療仍是靜養和食物療法。由於這是容易慢性化的疾病，因此住院時間更長，必須充分觀察經過。

C型肝炎病毒的發現　C型肝炎病毒是在一九八九年由美國的班奇企業所發現的。檢查法的確立，則是在翌年經由調查血液中的HCV抗體而能夠得知是否感染C型肝炎。

輸血用製劑所引起的副作用　蕁麻疹等過敏，以及輸血的血液攻擊身體而形成移植片對宿主（GVH）病，或是引起不明原因的休克症狀的副作用。

自己輸血　是指在並非緊急的手術狀況中，使用患者本人的血液，而他人的血液做最低限度使用的輸血療法。主要目的是為了預防由輸血所引起的副作用或感染肝炎等。

一年後接受慢性肝炎診斷（症例）

四十六歲的家庭主婦K女士，因為胃潰瘍大出血而接受手術，大量輸血。

手術後復原情況良好，但在進行血液檢查時，卻發現表示肝功能的GOT、GPT輕微上升，經過精密的檢查，診斷罹患C型急性肝炎。因為手術前並無異常，所以判斷應是經由輸血感染。

三週後出現黃疸，持續住院接受治療，大約三個月後黃疸消失，GOT、GPT數值恢復正常，可以出院了。

後來檢查良好，沒有自覺症狀，以為痊癒了，但是一年後她出現疲勞和倦怠感，又到醫院做檢查，證實是C型慢性肝炎。

C型肝炎是復原情況不良的疾病，某一天再發的例子不少，所以一定要持續接受治療。

急性肝炎④　D型、E型肝炎

聽說除了A型、B型、C型還有其他肝炎病毒

肝炎病毒還有D型和E型，不過在我國幾乎沒有感染例，但是近來因為出國旅行而感染的人增加了。

◆不會單獨發症的D型肝炎

D型肝炎病毒＊1以前被稱作δ病毒，其特徵是不會單獨在肝細胞內增殖。D型肝炎病毒要在肝臟內生存，B型肝炎病毒的存在便不可或缺。

感染經路是血液，與B型肝炎病毒同時感染，或是B型肝炎帶原者受到感染，而形成D型肝炎的感染。當B型肝炎和D型肝炎合併出現時，容易重症化。

D型肝炎在義大利等地中海沿岸、非洲、澳洲等地較多，國內幾乎不曾發現。

D型肝炎・E型肝炎的特徵

	D型肝炎	E型肝炎
感染經路（原因）	血液 與B型病毒同時感染 或B型肝炎帶原者受到感染	由生水或生的食物 造成經口感染 年輕人容易感染
感染地域	義大利等地中海沿岸、 非洲、澳洲	喜馬拉亞山麓的尼泊爾 或印度
症狀	與B型肝炎的症狀相同， 但是比B型肝炎單獨存在時 更容易形成重症、劇症	孕婦感染後容易形成 重症， 不會慢性化

◆年輕人較多感染的E型

E型肝炎在喜馬拉雅山麓的尼泊爾和印度較多，也被稱為喜馬拉雅肝炎。

感染經路與A型相同，經由病毒帶菌者的糞便污染的生水和食物造成經口感染。

感染後會出現急性肝炎的症狀，不過和A型肝炎同樣不會慢性化。

年輕人的感染率比高齡者高，孕婦感染以後容易引起劇烈肝炎。劇症化的死亡率為百分之十～二十。

同樣是尚未確認的病毒，到流行地區旅行的人，偶爾也會受到感染，所以在當地儘量不要喝生水或吃生食。

◆B型肝炎的人必須注意

D型肝炎與E型肝炎，在國內並無感染的例子，因此要注意的是到流行地區旅行的人。尤其是D型肝炎與B型肝炎同時感染，或者帶原者受到感染，所以一切行為都要謹慎。

此外，E型肝炎是經口感染，所以到了國外絕對不要喝生水、吃生食。

不管是哪一種病毒，一旦感染都會出現急性肝炎的症狀。

再者，E型肝炎是暫時性的，而D型肝炎合併B型肝炎感染時，容易成為劇症化的肝炎。

＊1　**D型肝炎病毒**　一九七七年由義大利的里塞特博士等人所發現的肝炎病毒。在已經感染病毒的肝細胞核中發現存在與HB抗原不同的異種抗原，將其命名為δ抗原。

E型肝炎病毒　從C型肝炎與非A型肝炎病毒中所發現的一種病毒。與C型不同的是，病毒經由被污染的生水和食物而造成經口感染。

急性肝炎⑤　劇症肝炎

劇症肝炎是何種疾病？

劇症肝炎是救命率約百分之二十的可怕疾病。原因有百分之九十是病毒造成的，大半由B型與C型所引起。A型很少會劇症化。劇症肝炎在感染後兩週內死亡的稱為電擊型，三個月內死亡的稱為亞急性型，生存率以後者較高。

◆出現意識障礙

急性肝炎為什麼會劇症化，到目前為止原因不明，可能是感染的病毒量或個人免疫力的差距所致，但無法實際證明。

劇症肝炎的症狀包括倦怠、食慾不振、發燒、噁心、黃疸等，與急性肝炎的初期症狀相同，但是症狀大都更為強烈。不過，急性肝炎在黃疸出現後，其他症狀就會減輕，然而劇症肝炎反倒惡化，而且容易出血為其特徵。

症狀繼續進行，記憶力和思考力減退，容易處於興奮狀態，經常大吼大叫，行

劇症肝炎的進行

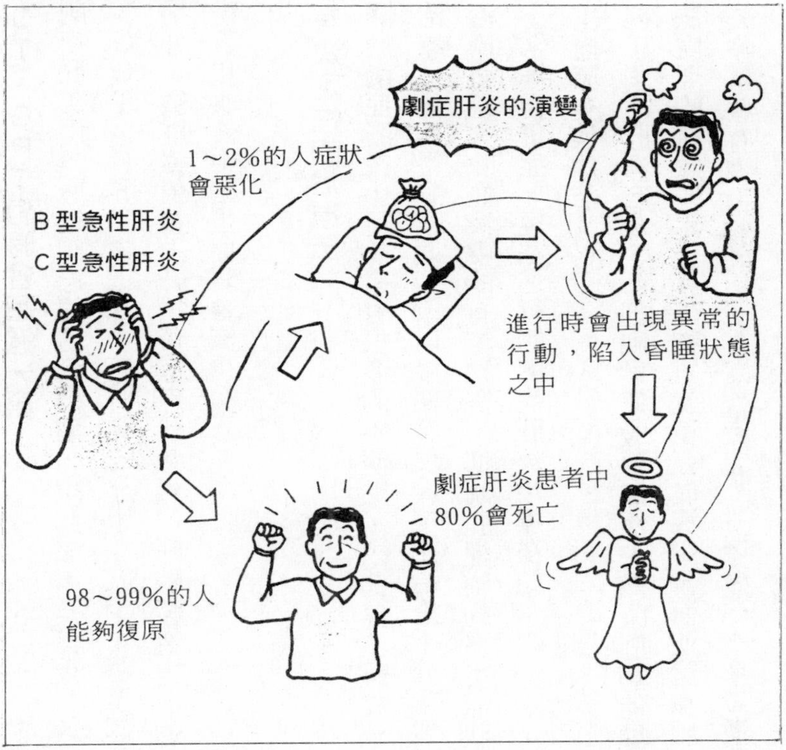
B型急性肝炎
C型急性肝炎
1～2%的人症狀會惡化
劇症肝炎的演變
進行時會出現異常的行動，陷入昏睡狀態之中
劇症肝炎患者中80%會死亡
98～99%的人能夠復原

為異常。變成重症時會陷入深沈的昏睡狀態，喪失意識。

此外，也會伴隨出現胃、腸出血或腎不全等合併症。

當出現意識障礙時，雙手水平上抬會好像鳥兒振翅一般的顫抖者，出現「振翅震顫」的獨特症狀。

這也是劇症肝炎的特徵之一。

◆GOT、GPT有時會超過一萬

劇症肝炎由於肝細胞急速遭到破壞，因此來不及再生，致使肝功能急速減退。當然，GOT、GPT會上升，有時高達三千～五千，甚至超過一萬。

另外，膽紅素值會上升，黃疸症狀強烈，肝臟製造出來的促進血液凝固的凝血霉原物質和血液中的蛋白質會減少。

◆沒有決定性的治療法

關於劇症肝炎，目前還有很多的不明點，因此無法確立治療法。但是如果接受早期治療，能夠得到救助，所以早期發現、早期治療十分重要。

治療必須去除血液中的有害物質，抑制肝細胞的發炎症狀，預防胃、腸的出血或腎不全等合併症。現在進行的劇症肝炎治療法如下：

①血漿交換療法

罹患劇症肝炎之後，肝細胞迅速遭到破壞，結果肝功能顯著減退，因此肝臟沒有辦法處理的氨及尿素等有害物質就積存血液中，而使腦和整個身體受損。

去除這些有害物質的治療法就是血漿交換療法，從患者的血液中去除血漿成分，更換新的健康血漿。這種方法可以完全去除血液中的有害障礙，同時也能改善意識障礙的情形。

此外，也可以利用人工肝輔助裝置＊1，只除去血漿中的有害物質，再將血液送回身體。

②胰高血糖素胰島素療法

這是胰臟所分泌的荷爾蒙，胰高血糖素和胰島素同時投與，能夠提高肝細胞的再生能力，是可使肝功能恢復的治療法。

③免疫抑制劑療法

罹患劇症肝炎時，在肝臟內會引起強烈的免疫反應，發炎症狀強烈。因此，為了抑制免疫、遏止發炎症狀，要投與具有免疫抑制作用的副腎皮質荷爾蒙＊2。

④干擾素療法

在慢性肝炎的治療上非常有效，但是用於治療劇症肝炎，目前還在實驗階段。不過對於來自B型、C型肝炎劇症的劇症肝炎能夠期待產生效果。

⑤肝臟移植

主要在歐美進行，成功率很高。

◆一旦復原就能擁有原先健康的肝臟

劇症肝炎的救命率約有百分之二十，是非常嚴重的疾病，分為在一週內死亡的電擊型和在三個月內死亡的亞急性型，生存率以後者較高。開始早期治療的亞急性型的生存率有百分之三十~四十，而電擊型為百分之二十。

劇症肝炎有百分之九十都是由肝炎病毒所引起的急性肝炎造成的。以病毒別而言，A型劇症肝炎較少見，即使劇症化，治癒率亦達百分之八十。

B型肝炎病毒會引起劇症肝炎的是稱為變異株的特殊病毒，普通的B型肝炎病毒很少造成劇症化。

另一方面，C型肝炎會造成劇症化，而且死亡率也比B型的劇症肝炎高。

劇症肝炎的救命率較低，但是復原之後就能擁有原先健康的肝臟，可是一部分會成為慢性肝炎或肝硬化，因此復原後仍要充分做好健康管理，並定期接受檢診。

黃疸後出現的意識障礙（症例）

二十八歲的K小姐是位上班族，以為自己感冒了而買成藥服用，但是症狀一直沒有好轉，遂到醫院就診，經診斷為B型急性肝炎。調查感染源，發現原來她的男朋友是帶原者。

K小姐立刻住院，一週內出現黃疸。通常急性肝炎在黃疸出現後，發燒、噁心、倦怠等症狀會減輕，但是她的這些症狀反而增強，而且半夜突然發出怪聲，在醫院內徘徊，出現異常的行為，甚至連簡單的計算都回答不出來。

這就是急性肝炎劇症化所引起的意識障礙現象，據此診斷K小姐罹患劇症肝炎，立刻進行血漿交換療法，總算換回一命。

＊1　**人工肝輔助裝置**　因為劇症肝炎而肝功能急速減退時，在肝臟無法解毒的殘留有害物於血液中增加，為了加以防止而去除血液中有害物質或健康者血液交換的裝置。

＊2　**副腎皮膚荷爾蒙劑**　一般稱為類固醇劑，具有抑制免疫或消炎與抗過敏作用。

急性肝炎⑥ 食物療法

聽說急性肝炎以食物療法最重要

急性肝炎沒有特效藥，藥劑只是輔助，治療的重點是靜養和食物療法。食物療法能夠提高患者的抵抗力，因此非常重要。

◆基本上飲食要講求營養均衡

以往肝臟病的食物療法基本是「高蛋白、高熱量」。

雖說蛋白質和熱量非常重要，可是不必像以前一樣攝取二四〇〇大卡的熱量。在戰前戰後那種食物不足的時代，也許要這麼做，但在現代反而變成營養攝取過剩，對身體不好。肝炎患者營養過多可能會引起肥胖，給與「高蛋白、高熱量」的飲食徒然造成傷害。

因此，急性肝炎的飲食不要拘泥於「高蛋白、高熱量」，要以良質蛋白質的型態提供食物，才能有助消化，更要從黃綠色蔬菜和水果補充維他命和食物纖維。

◆初期要控制脂肪攝取量

急性肝炎的初期會有身體倦怠、食慾不振、噁心等症狀，甚至嘔吐，因此食物以能引起食慾為主。

這個時期因為黃疸出現，排到腸中的膽汁減少，脂質的吸收顯著降低，為了避免造成肝臟的負擔，一定要極力控制脂肪的攝取。

魚、肉良質蛋白質源，要選擇脂肪較少的瘦肉或白肉魚，煮軟一些比較容易吞嚥。此外，納豆、豆腐等大豆製品含有良質蛋白質，而且脂質極少，也是理想的食品。尚可利用蛋或牛乳。而且為了攝取維他命和礦物質，一定要吃黃綠色蔬菜和水果。為了調整排便，必須大量攝取食物纖維＊1。同時避免食用食品添加物較多的火腿和香腸。

◆恢復期可以多攝取蛋白質和熱量

急性肝炎在黃疸到達巔峰期時，倦怠、噁心等症狀會漸漸消失而產生食慾。在這時期，可以多攝取一些蛋白質和熱量，恢復體力。

但是也不需要太高的蛋白質或熱量。這時期若營養攝取過剩，成為脂肪肝的原因，

急性肝炎初期的飲食

<1天的標準>

熱量　1,900大卡
蛋白質　75g
脂肪　30g

飯、麵、麵包類	600g	蛋	50g
芋類	80g	大豆、大豆製品	100g
醣類	25g	牛乳、乳製品	200g
油脂類	5g	綠黃色蔬菜	150g
肉	60g	其他蔬菜	250g
魚	70g	水果	200g

菜單例

＊(　)為其他材料

早餐	飯 味噌湯（小油菜、甜酒糟） 炒蛋 海苔 鹽揉高麗菜（小黃瓜、蘘荷）	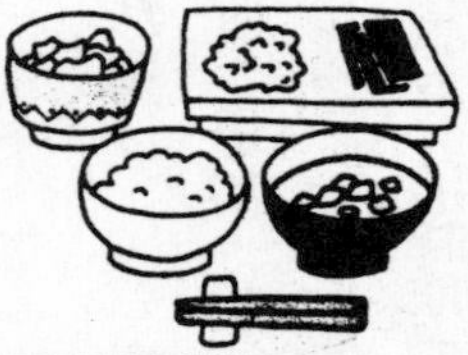
午餐	烏龍麵 （山芋、胡蘿蔔、牛蒡、油豆腐）	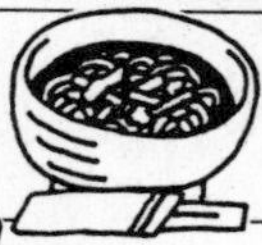
點心	葡萄柚 牛奶	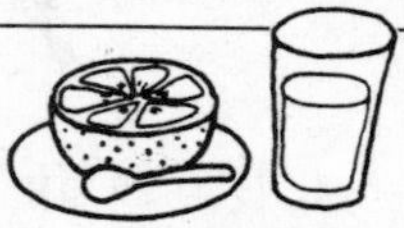
晚餐	飯 味噌湯（蕪菁） 豆腐煮雞 （菜豆、胡蘿蔔、蓮藕） 蔥味噌燒鱈魚（花椒、生薑） 綠蘆筍番茄沙拉	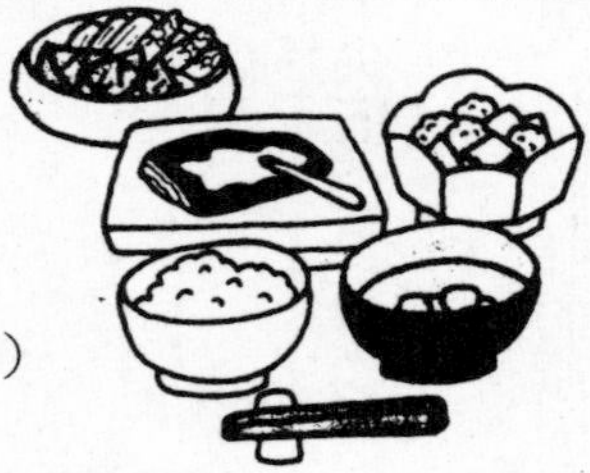

急性肝炎復原期的飲食

＜1 天的標準＞

熱量　2,300 大卡

蛋白質　100g

脂肪　80g

飯、麵、麵包類	600g	蛋	80g
芋類	80g	大豆、大豆製品	150g
醣類	25g	牛乳、乳製品	200g
油脂類	15g	綠黃色蔬菜	150g
肉	100g	其他蔬菜	250g
魚	100g	水果	200g

菜單例

＊(　)為其他材料

早餐	雞肉三明治 （吐司麵包、雞胸肉、洋蔥小黃瓜） 木瓜奇異果涼拌酸乳酪 牛奶煮蔬菜（花椰菜、馬鈴薯、南瓜、牛奶、肉湯）	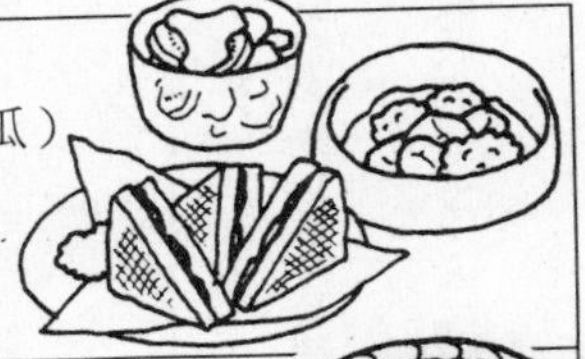
午餐	小蝦奶油義大利麵 （洋蔥、鮮奶油） 尼斯式沙拉（馬鈴薯、紅椒、番茄、蛋、金槍魚罐頭）	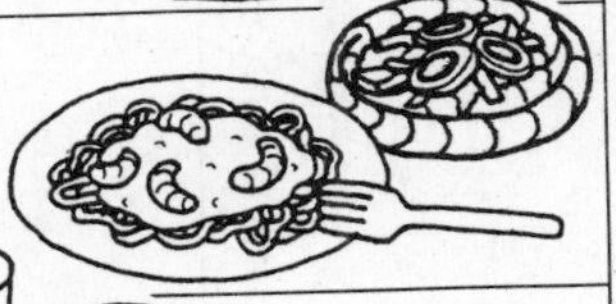
點心	豆漿 帶餡麵包	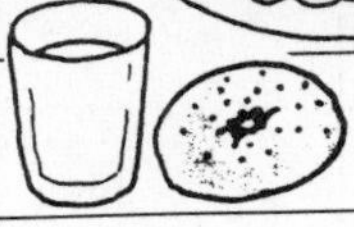
晚餐	飯 煎雞胸肉（長蔥、麻油） 鱸魚茼苣蒸酒 日式茄子（洋蔥、蘘荷） 蘆筍沙拉 （蘿蔔泥、蛋） 湯（胡蘿蔔、西洋芹） 草莓	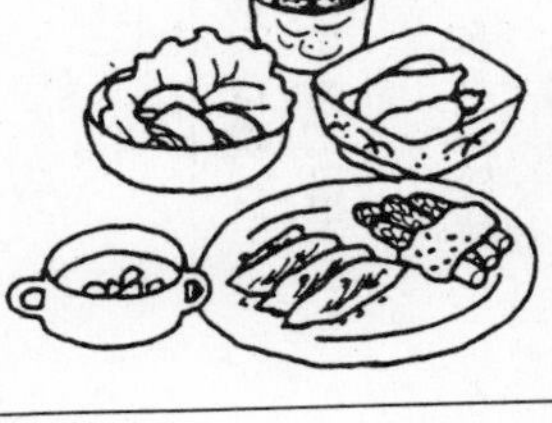

所以要一邊進行食物療法，一邊注意體重。

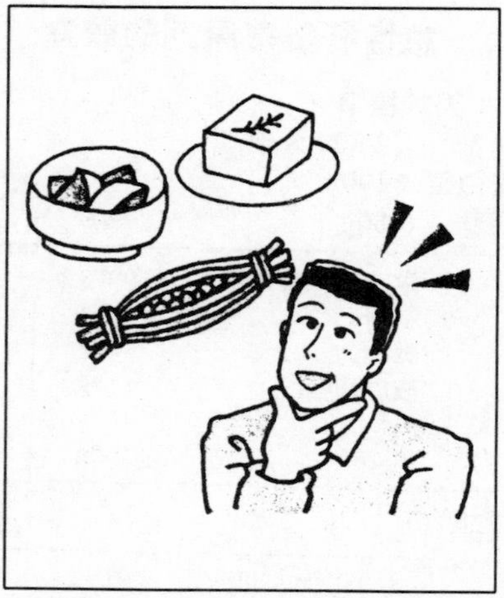

急性肝炎的初期要控制脂質的攝取量，攝取良質蛋白質、黃綠色蔬菜與水果

◆劇症肝炎時要攝取低蛋白飲食

急性肝炎有時會轉為劇症肝炎。如果是劇症肝炎，必須立刻住院接受治療，而急性肝炎患者在自宅進行療養，症狀突然惡化的話，可能是劇症肝炎，要馬上更換為低蛋白飲食。若是出現意識障礙或昏睡狀態，無法在家中進行食物療法，必須住院治療。

日本型飲食生活的再評價　歐美型的飲食生活雖然能使東方兒童與歐美兒童的體格並駕齊驅，但是相反的，卻造成中高年齡層的成人病患者增加，這也是事實。因此，最近營養均衡的日本型飲食重新被評估。

＊1　**食物纖維**　食品中無法被消化、吸收的成分，在腸內吸附水分，促進便順暢。多半含於蔬菜、海藻、豆類、芽類中。

慢性肝炎①　症狀

慢性肝炎具有哪些特徵呢？

急性病毒性肝炎並未痊癒，肝臟的發炎狀態持續六個月以上，稱為慢性肝炎。慢性肝炎幾乎都是由B型、C型病毒性肝炎慢性化所造成的，其中一部分可能進行為肝硬化或肝癌。

◆B型帶原者百分之二十會慢性化

不論是B型或C型，病毒性肝炎慢性化的原因不明，而病毒性肝炎是否已經感染的自覺症狀並不多，因此慢性化的詳情不得而知。

B型與C型的慢性肝炎相比時，C型慢性化的機率較高。而B型則是母子感染，或在三歲以下的嬰幼兒期為帶原者母親經由垂直感染而造成的無症候性帶原者（雖然帶有病毒但未發病）較容易慢性化。

抵抗力匱乏的嬰幼兒期一旦感染病毒，由於身體的免疫構造尚未成熟，沒有將病毒排至體外的力量，因此，病毒會棲息於肝細胞內。

這種無症候性帶原者，症狀暫時不會出現，但是長大成人，身體的免疫構造成熟之後，為了排除以往共存於體內的病毒而引發肝炎症狀。

病毒與免疫短兵交換時，漸漸的體內就會增加HBe抗體，而病毒的增殖力開始衰退。到了這時感染力減弱，就不容易再罹患肝炎了。

帶原者中約百分之八十形成HBe抗體，不再出現肝炎，但是剩下的百分之二十，一直無法形成HBe抗體，而轉移為慢性肝炎。肝臟的發炎症狀持續下去，而HBe抗體無法成為陽性時，就可能轉移為肝硬化或肝癌。

◆C型急性肝炎百分之五十以上會慢性化

C型肝炎比B型肝炎更容易慢性化，引起急性肝炎的人，百分之五十以上會轉移為慢性肝炎。慢性化者有百分之三十～四十進行為肝硬化或肝癌的危險性，在所有肝臟病中是復原情況最不好的疾病。

認為已經治好了，但是體內還殘留著一部分病毒，有可能再發，不可掉以輕心。

此外，急性肝炎慢性化的機率，男性比女性更高。但是女性過了停經期，受到女性荷爾蒙的影響，慢性化的機率反而比男性更高。

◆活動性與非活動性

慢性肝炎分為活動性與非活動性，這是由肝臟的發炎症狀的強度來加以區分，肝細胞障礙顯著、發炎症狀強烈者稱為活動性，肝細胞障礙較少、發炎症狀較弱者稱為非活動性。

活動性與非活動性的區別，光是經由症狀和血液檢查的結果很難加以判斷，要進行肝臟切片檢查＊1（採取肝臟組織加以檢驗的檢查）調查發炎症狀的程度。若是活動性的慢性肝炎，據說較容易進行為肝硬化或肝癌。

◆無症狀

慢性肝炎幾乎沒有自覺症狀，大半都是經由成人健康檢查才發現肝臟不好。有時會因出現倦怠、噁心、食慾不振等症狀而發現。

慢性肝炎在增惡期的症狀會特別強烈，有惡化的情形，這時黃疸出現，會呈現與急性肝炎同樣的症狀。

此外，手掌紅斑＊2、蛛網狀血管瘤等皮膚症狀會清楚地冒出來，表示疾病已經相當惡化了。

◆GPT比GOT高

想要知道是否為慢性肝炎，須做血液檢查，調查肝功能的狀態。

正常值的GOT為六～三十五，若是慢性肝炎，在一百左右並不必擔心，但超過二百就要注意了。一般而言，慢性肝炎的GPT比GOT高。

此外，B型與C型的肝功能相比時，B型的肝功能數值較高，而C型的變動具有個人差異。

另外，利用肝臟切片檢查調查肝細胞的狀態，了解發炎症狀進行的情形，或者也可做超音波檢查。

◆避免惡化

一旦診斷為慢性肝炎，為了避免惡化，一定要好好照顧身體，基本上，定期檢診是不可或缺的。

慢性肝炎的進行例

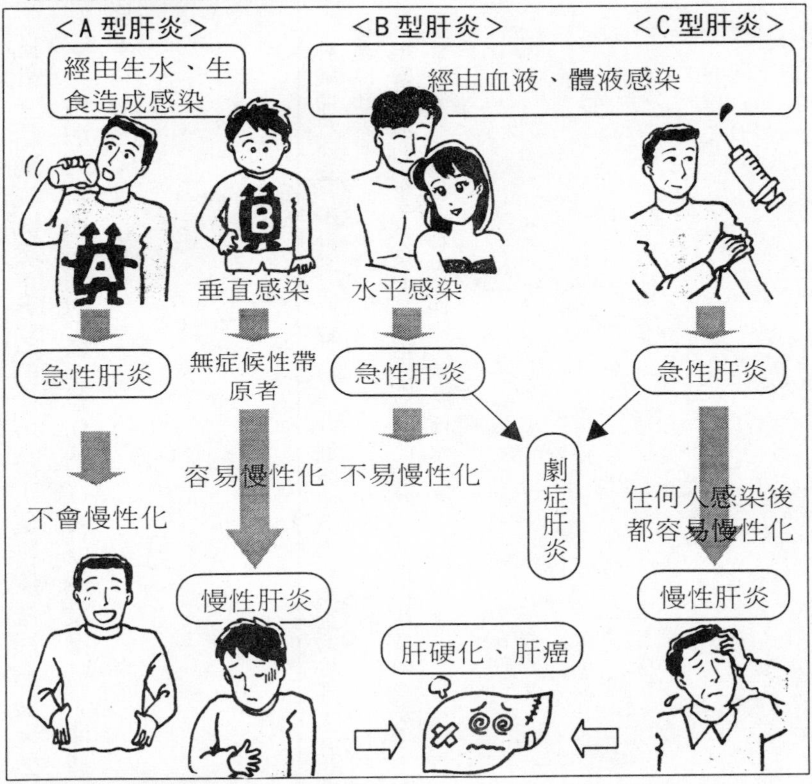

慢性肝炎的特徵

	B型肝炎	C型肝炎
特徵	垂直感染的無症候性，帶原者中約20%會慢性化	急性肝炎患者中50%以上，會慢性化
	幾乎沒有自覺症狀	
治療法	・脫離類固醇後的干擾素療法 ・干擾素療法	・干擾素療法 ・Glycyrrhizin製劑療法

此外，目前也開發了有效的治療法，藥物療法能夠展現效果，不過同時要配合做好飲食生活的管理。不要自以為病情好轉就過度操勞，使疲勞積存，平常就要注意過著規律正常的生活。

＊1 **肝臟切片檢查** 細針刺入肝臟，採取肝細胞組織進行調查的檢查。肝臟切片檢查對象主要為慢性肝炎。

＊2 **手掌紅斑** 手掌，尤其在手指根部發紅的症狀。女性在懷孕中或產後，因為荷爾蒙的關係手掌會發紅，但是這是暫時性的，不必擔心。

慢性肝炎②　治療

慢性肝炎所使用的藥物有哪些？

與急性肝炎不同的是，慢性肝炎的治療必須使用藥劑。這是因為慢性肝炎鮮少能夠自然復原，放任不管的話，可能會進行為肝硬化或肝癌。目前慢性肝炎的藥物療法，以干擾素療法和類固醇脫離療法較為有效。

◆防止病毒增殖的干擾素療法

干擾素是被病毒感染的細胞，為了保護自身而製造出來的一種蛋白質，是由淋巴球等與免疫有關的細胞分泌出來的，能抑制病毒的增殖，同時保護其他的細胞不受病毒感染，也具有分解病毒遺傳因子的作用。

干擾素分為α、β、γ三型，依生產細胞的不同而加以區別。α型干擾素是白血球製造出來的，β型是纖維芽細胞製造出來的，γ型是淋巴球製造出來的。

目前用於治療慢性肝炎的是α型與β型干擾素，γ型雖能發揮與免疫有關的作用，但是不具有抑制病毒增殖的作用。此外，α型干擾素有二十種，β型只有一種。

治療上所使用的α型干擾素分為天然型，以及將遺傳因子重組而製造出來的遺傳因子重組型；β型則是完全使用天然型。α型和β型都具有抗病毒作用，前者進行肌肉注射，後者則以靜脈注射投與。

但是α型的遺傳因子重組型偶而會出現問題。因為α型的天然型具有將近二十種，而遺傳因子重組型只抽選其中的一種製造出來，若是這個人不具有的型，那干擾素對於病毒遺傳因子就無法形成抗體。

理想上當然是使用天然型的干擾素較有效，但因係由天然細胞製造出來的，價格較昂貴。

干擾素療法產生的效果，C型慢性肝炎比B型高。

◆有效果也有副作用

干擾素具有以往的藥物比不上的顯著效果，但是另一方面，它也有強烈的副作用。

干擾素的副作用最明顯的就是開始接受治療時，就會出現類似感冒的症狀，也就是說倦怠、發燒、食慾不振、噁心、嘔吐、下痢等劇烈症狀陸續出現，這些副作用等過了一週就會漸漸改善。

干擾素的另一個副作用就是可能罹患失眠症，精神容易焦躁，出現精神障礙。有時甚至會使躁鬱病等疾病惡化，所以在開始干擾素療法之前必須注意既往病歷。

另外，還會出現白血球或血小板減少、呼吸困難、心律不整等症狀。較多人出現的症狀就是投與α型干擾素時，會開始脫毛，這具有相當大的個人差異，有些人毛髮全都掉光了，但是治療後頭髮還能再生。

這些副作用意味著干擾素對於慢性肝炎的治療發揮相當大的效果。原本藥物越有效，副作用就越大，如果因為害怕副作用而錯失治病的良機，那疾病就會惡化。

總之，開始干擾素療法之前，一定要和醫生充分商量，對於副作用也要有心理準備。

◆類固醇脫離療法

類固醇脫離療法＊1就是使用類固醇（副腎皮質荷爾蒙）劑的免疫賦活療法＊2。

類固醇劑的特徵就是，突然中止投藥時會出現反彈現象＊3，亦即症狀可能急速惡化。這是因為被類固醇劑抑制的免疫力活潑，想要擊潰病毒再次發揮作用所產生的現象。

應用這種原理而發展出類固醇脫離療法。首先投與類固醇劑，然後暫時中止投與，這時藉著反彈現象，症狀會暫時惡化，但在這場免疫戰中被擊潰的病毒就會消失了。

干擾素的副作用

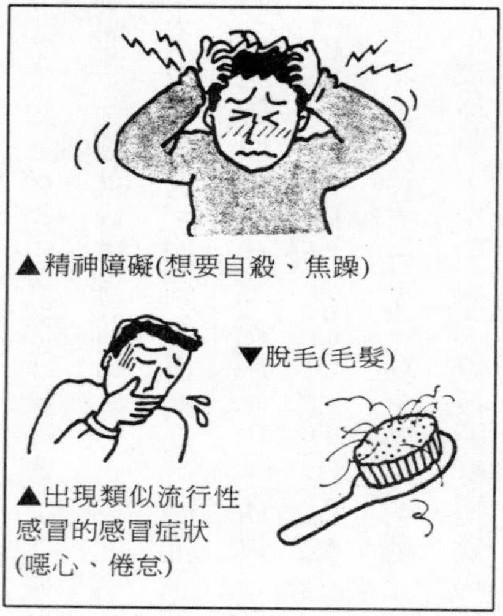

類固醇劑具有良好的抗發炎作用，原先是用作使慢性肝炎的發炎症狀鎮靜化，但是光鎮住發炎症狀並不是肝炎的根本治療法，因而注意到類固醇劑的另一個特徵，亦即免疫抑制作用，故採用類固醇脫離療法。

中斷藥物的投與即人為的製造出急

性肝炎的症狀，使得受到抑制的免疫力的活性再度活躍起來，才能將病毒從肝臟排除。這種推翻固有常識的療法，已經展現極高的治療效果。

此外，近來提倡與其進行單獨脫離類固醇，不如與干擾素療法一起進行，這種「類固醇脫離後的干擾素療法」較能提升效果。

「類固醇脫離後的干擾素療法」就是先用類固醇劑使病毒衰弱，然後再用具有抗病毒作用的干擾素，徹底攻擊病毒的療法。利用這個療法提升了B型肝炎的治癒率。

◆肝臟的常用藥

以前治療慢性肝炎使用強力明發健C。

強力明發健C是以從中藥甘草抽出的萃取劑 Glycyrrhizin 為主要成分的肝臟用藥。

Glycyrrhizin 具有抗發炎作用，但是不具有干擾素療法、類固醇脫離療法那樣的效果。如果不能進行干擾素療法或類固醇脫離療法，經常使用強力明發健C。這種藥物沒有嚴重的副作用，但是突然中止投與時，症狀也會惡化。

藥。

此外，也可以使用熊去氧膽酸這種具有與熊膽囊的有效成分相同效果的人工

說明並得到同意　不僅限於干擾素療法，一些治療效果較高的藥物或療法，一定會存在副作用的危險性。醫師在治療或投藥之前，一定要向患者說明並得到同意。

＊1　類固醇脫離療法　對於活動性的B型慢性肝炎的有效性極高，但是會暫時出現急性肝炎的狀態，出現腹水、黃疸，有時會使症狀更為嚴重，一定要接受專門醫師的治療。

＊2　免疫賦活療法　投與類固醇劑抑制病情的免疫，會因藥物的中斷而使症狀再度惡化，這種排除病毒的作用稱為免疫賦活。免疫賦活療法就是利用這種作用而擊潰病毒的療法。

＊3　反彈現象　突然中止服用持續使用的藥物，使原本良好的症狀突然急速惡化，這就是所謂的反彈現象。像因為異位性皮膚炎而使用的類固醇外用藥，這種長期使用的藥物一旦突然中止服用，會導致異位性皮膚炎惡化。

類固醇的副作用　類固醇劑具有消炎作用、抑制免疫作用，但是長期使用，會引起肥胖、滿月臉、失眠症、感染症（身體沒有抵抗力所致）、骨質疏鬆症、糖尿病等的副作用。此外，短期間大量投與，也容易引起反彈現象。

慢性肝炎③　B型肝炎的治療法

請告知使用類固醇與干擾素的治療法

在B型慢性肝炎的治療法上，可以期待的就是類固醇脫離療法與干擾素療法組合而成的「類固醇脫離後的干擾素療法」。很多專門醫生進行這種療法，展現極高的效果。

◆光靠干擾素還不夠

對付B型慢性肝炎的干擾素療法，並不具有最初所期待的效果。

B型肝炎病毒的真相為DNA病毒，在增殖時變為RNA，增殖以後再變為DNA。而干擾素能夠直接攻擊RNA，可是本體DNA仍然留著，因此使用干擾素雖能防止病毒增殖到某一種程度，但是中止使用以後，病毒又開始增殖了。

所以現在的B型慢性肝炎能夠適用干擾素的情況如下：

●HBe抗原為陽性＊1

●DNA聚合酶為陽性＊2

●活動性的慢性肝炎

滿足以上的條件，適用於健康保險的給付，使用期限僅限一個月。B型慢性肝炎使用干擾素時，HBe抗原陰性化的有效率達到百分之二十～四十。

◆類固醇脫離後的干擾素療法

類固醇脫離療法與干擾素療法組合而成的「類固醇脫離後的干擾素療法」，比起單一使用的療法具有更好的效果。

這種療法是先投與類固醇劑三～四週，然後中止。投與類固醇時，GOT、GPT的數值會降低，但是中止類固醇的投與後，肝功能急速惡化，出現急性肝炎的狀態。這是因為原本藉著類固醇劑抑制的免疫開始活潑化，再度展開與病毒的作戰。如此一來，徹底削弱病毒的力量，然後投與具有抗病毒作用的干擾素，使病毒消失，這就是類固醇脫離後的干擾素療法。

雖說有效，但這也是比較粗暴的療法，因此能夠使用這種治療法的是活動性的B型慢性肝炎，肝臟不具有預備能力的肝硬化和肝癌患者並不適用。

脫離類固醇後的干擾素療法

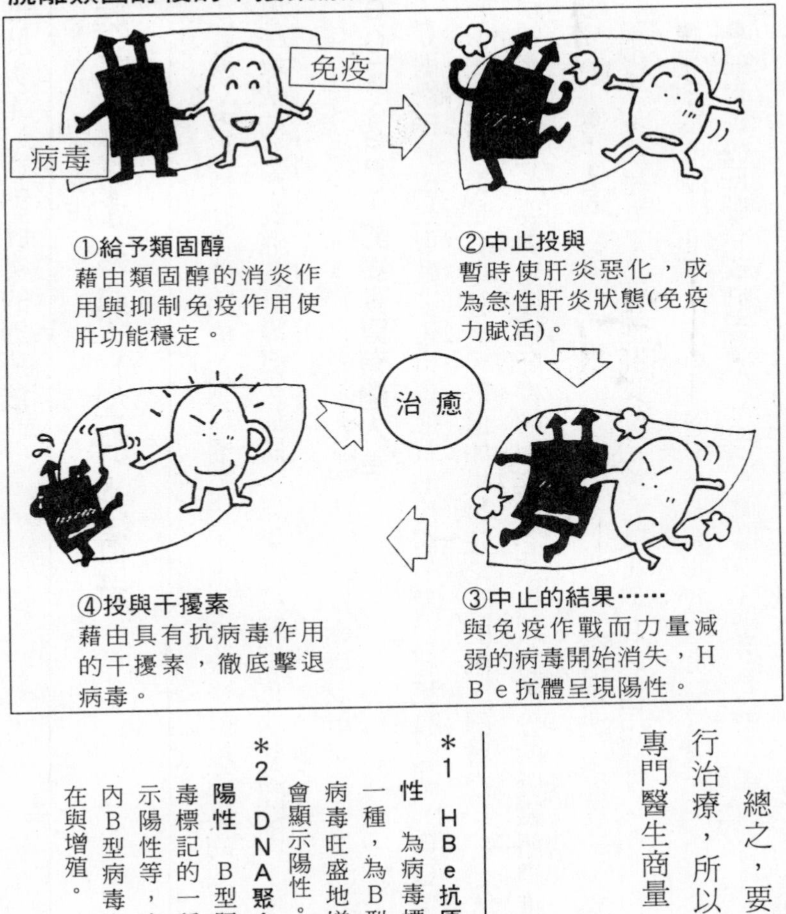
免疫
病毒
①給予類固醇
藉由類固醇的消炎作用與抑制免疫作用使肝功能穩定。
②中止投與
暫時使肝炎惡化，成為急性肝炎狀態(免疫力賦活)。
③中止的結果……
與免疫作戰而力量減弱的病毒開始消失，ＨＢｅ抗體呈現陽性。
④投與干擾素
藉由具有抗病毒作用的干擾素，徹底擊退病毒。
治癒

總之，要慎重的進行治療，所以一定要和專門醫生商量。

＊1　ＨＢｅ抗原為陽性　為病毒標記的一種，為Ｂ型肝炎病毒旺盛地增殖時會顯示陽性。

＊2　ＤＮＡ聚合酶為陽性　Ｂ型肝炎病毒標記的一種，顯示陽性等，表示體內Ｂ型病毒大量存在與增殖。

慢性肝炎④　C型肝炎的治療法

聽說干擾素治療C型肝炎有效

關於C型慢性肝炎的治療，到目前為止，干擾素療法展現極高的效果，但是適用這種療法的是活動性的肝臟發炎症狀，如果併發肝硬化或肝癌時則不可使用。

◆GOT、GPT的變動具有個人差

C型慢性肝炎是很難產生自覺症狀的疾病。通常肝臟發炎時，GOT、GPT的數值比較高，但是C型肝炎，數值如果是正常人的話，只會在一〇〇～二〇〇之間頻頻產生變化。要調查慢性肝炎的程度，必須採取一部分的肝臟組織進行肝臟切片檢查。

干擾素療法用於C型慢性肝炎的治療有效，但有其適用條件。

- 活動性的慢性肝炎
- 並未併發肝硬化或肝癌

●C型肝炎病毒（HCV抗體）為陽性

滿足以上的條件才可以採用干擾素療法，因此C型的急性肝炎或非活動性的慢性肝炎，不能夠使用這種療法。

◆百分之七十～八十的病毒會消失

C型慢性肝炎的治療所使用的是α型與β型的干擾素。投與法則是在一週到四週內每天投與，終了後連續十六週每週投與三次，或是每天投與持續八週後，再持續十六週每週投與兩次。

目前干擾素的投與期間因為副作用的關係，最多只能夠使用六個月。投與干擾素六個月後，GOT、GPT恢復正常值，這個狀態持續六個月以上者佔整體的百分之四十～五十，其中病毒消失者佔整體的百分之三十以下。

面對C型肝炎病毒，干擾素有時有效，有時無效。難以發揮效果的病毒就是在投與干擾素時，最初病毒減少，肝功能逐漸復原，但是治療結束後病毒再度增殖。

如果使用干擾素療法無效，則可以使用抑制肝臟發炎症狀的 Glycyrrhizin 製劑療法。Glycyrrhizin 係中藥甘草所含有的成分。具有防止肝細胞被破壞的效果，以前即當作肝臟藥使用。而 Glycyrrhizin 就是投與氨基酸的一種半胱氨酸以及加入Glyzin的強力明發健C藥物之療法。

這種療法並不能使病毒消失，但是大半的例子都能使GOT、GPT降低，使患者產生安心感，而且副作用較少，但是它對肝臟的發炎症狀只能抑制到某種程度，一旦停止治療，GOT、GPT又會再度升高，因此開始這種療法以後，就要有長期抗戰的心理準備。

C型肝炎的遺傳因子 C型肝炎的遺傳因子並不是完全相同的，依民族的不同而有不同。遺傳因子分為Ⅱ型、亞洲型、Ⅲ型、Ⅳ型、Ⅰ型、Ⅴ型等，日本人的C型肝炎約七成為Ⅱ型，Ⅲ型有二成，Ⅳ型有一成。

C型肝炎與干擾素療法 干擾素療法對於C型肝炎的有效性，因病毒的遺傳因子或量的不同而有不同。干擾素的治療效果較高者為Ⅲ型，國人患者多半為Ⅱ型，但是如果病毒量較少的話，則干擾素也能夠奏效。

慢性肝炎⑤　食物療法

罹患慢性肝炎的人是否需要特殊的飲食限制呢？

慢性肝炎的治療可以利用各種藥物，但是想要強化肝臟，避免疾病再度惡化，還是以靜養和食物療法為主。原則上飲食為高蛋白、高熱量，然而症狀穩定的人維持普通的飲食即可。

◆症狀穩定的人維持普通的飲食即可

慢性肝炎的食物療法，基本上是「高蛋白、高熱量」。但是近來國人的熱量攝取過多，因此過度傾向高蛋白、高熱量，反而會造成營養平衡失調。

症狀比較穩定，能夠回到社會的人，維持一般的飲食即可。攝取熱量的標準，成年男子為二二〇〇～二三〇〇大卡，蛋白質八十～一〇〇公克，女性為一八〇〇～一九〇〇大卡。

食物內容以肉、魚、豆腐、牛乳、蛋、蔬菜、水果等為主，營養要均衡。肉、魚所含的蛋白質雖多，拚命的吃會導致偏食，因此也要多攝取納豆、豆腐等植物性蛋白質。

另一方面，症狀接近肝硬化、肝功能減退、血中白蛋白*1較低的人，可以增加熱量和蛋白質的攝取量。這時，一天攝取的熱量標準為二五〇〇大卡，蛋白質也可以增加到一二〇公克。

◆充分攝取維他命

慢性肝炎患者的肝功能減退，因此即使從食物攝取到維他命，也無法有效的代謝。維他命不足，引起維他命缺乏症等各種毛病，因此慢性肝炎患者要比一般攝取更多的維他命。

慢性肝炎的飲食，同時也是預防成人病的理想飲食。

慢性肝炎的人原則上要戒酒。酒對身體而言是穿腸毒藥，慢性肝炎的人飲酒後症狀會惡化。此外，飲酒後會偏食、營養就會失調，肝臟所需要的營養素不足。

但是有些人把喝酒當作唯一的樂趣，那他們就要和醫生商量，不過就算醫生允許飲酒，也不可以喝太多，只能夠晚酌一小杯來增進食慾。如果是一喝酒就停不住的人，絕對要戒酒。

◆遵守飯後的靜養原則

慢性肝炎除了食物療法，最重要的就是飯後的靜養，理由是為增加流到肝臟的血液，使肝臟得到足夠的氧和營養，所以飯後靜養一小時是有必要的。流到肝臟的血液量，從躺著的姿勢靜養一小時是有必要的。流到肝臟的血液量，從躺著的姿勢變成站立時，就會減少百分之三十，因此飯後一定要靜躺下來。

如果沒有自覺症狀，肝功能穩定的話，不必在意靜躺的問題，可以過著一般的日常生活。但是稍微活動就感到疲倦或對工作感到有壓力的人，飯後要靜躺一小時。在運動方面，劇烈運動會對肝臟造成負擔，所以不妨從事不會感到疲勞的運動，如快步疾走＊2、打高爾夫球，轉換心情，讓身心都得到放鬆。

＊1　**血中白蛋白**　血液中所含的蛋白質成分。

慢性肝炎與酒　健康人飲酒，酒本身不會直接傷肝，不過肝功能減退。罹患慢性肝炎的人一旦喝酒，無法解除酒精的毒性，容易損害肝臟。

＊2　**快步疾走**　比起慢慢走而言，消耗較大的熱量，也能夠使心肺機能活性化。

食慾不振時的菜單

早餐	吐司麵包（6片切者1片30g，加上少許紅花乳瑪琳） 海帶芽湯（湯170 cc、海帶芽、芝麻、細香蔥各少許） 炒蛋（蛋1個50g、高麗菜30g） 花椰菜馬鈴薯沙拉（花椰菜30g、馬鈴薯70g） 豆芽菜沙拉（豆芽菜40g、玉米10g、胡蘿蔔10g、醋、油適量）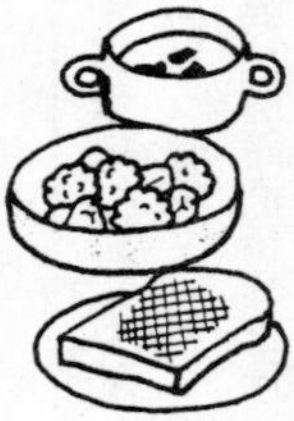
午餐	飯（1碗200g） 煮鮪魚（鮪魚30g、砂糖6g、醬油適量） 炒蔬菜（青椒20g、茄子30g、油適量） 味噌湯（高湯170 cc、南瓜10g、洋蔥20g、味噌適量）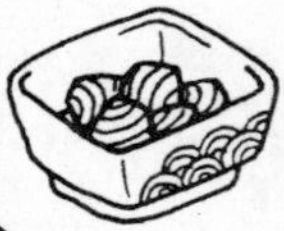
點心	葡萄柚（半個、蜂蜜1大匙）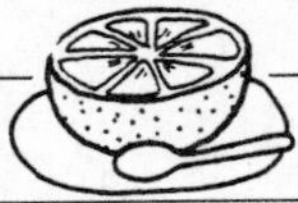
晚飯	飯（1碗200g） 豬肉煮紅茶（豬肉50～60g、調味醬、醋、醬油、米酒適量） 涼拌豆腐（豆腐100g、蔥、蘘荷、海苔少許） 番茄沙拉（番茄80g、小黃瓜30g） 煮白蘿蔔（白蘿蔔80g、乾香菇10g、高湯、醬油、米酒適量）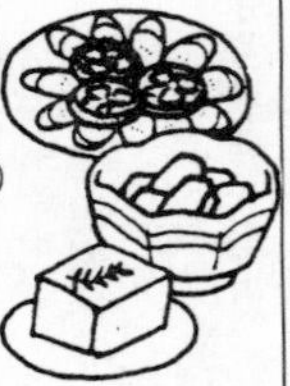

◎富含維他命B_1的豬肉煮紅茶，用3杯較濃的紅茶煮豬里脊肉塊（4人份、500g）約1小時，冷卻後，切成薄片食用。用醬油、醋、米酒作成蘸汁，吃起來更為爽口。維他命B_1具有消除疲勞的效果，這個菜單最適合疲勞、食慾不振時使用。用紅茶煮，能夠去除掉豬肉的腥味與多餘的脂肪。即使是脂肪肝而限制熱量的人，也能夠安心地使用。

食慾不錯時的菜單

早餐	飯(1 碗 200g) 小油菜炒煮雞胸肉(小油菜 50g、雞胸肉 80g、紅花油少許、醬油、米酒適量) 五目煮墨魚(墨魚 20g、白菜 30g、青椒 10g、胡蘿蔔 20g、木耳少許、紅花油、米酒、薑適量) 乳酪沙拉(萵苣 3 片、花椰菜 50g、胡蘿蔔 10g、乳酪 30g、調味醬適量)	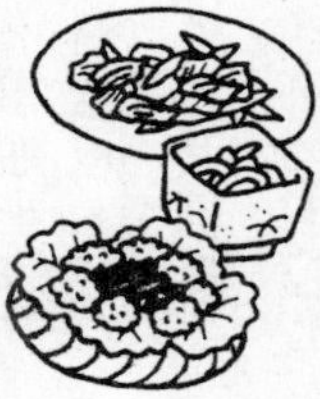
午餐	烤通心粉(通心粉 70g、鱸魚 80g、綠蘆筍 20g、牛奶 180 cc、太白粉、紅花乳瑪琳適量) 南瓜沙拉(南瓜 70g、小黃瓜 30g) 蔬菜湯(湯 180 cc、高麗菜 80g、胡蘿蔔、洋蔥各 20g、蛤仔 20g)	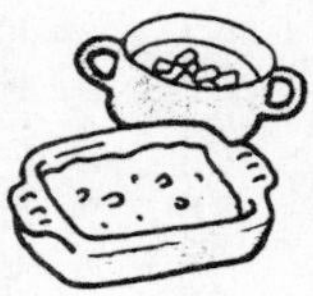
點心	酸乳酪汁(酸乳酪 200g、蘋果 1/4 個、蜂蜜 1 大匙)	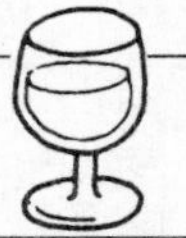
晚餐	飯(1 碗 200g) 煮青菜絲油豆腐(青菜絲油豆腐 80G、馬鈴薯 70g、菜豆適量) 菠菜拌花生醬(菠菜 80g、花生醬適量) 牛蒡豬肉味噌湯(高湯 180 cc、味噌 15g、牛蒡 50g、豬肉 20g、蔥少許)	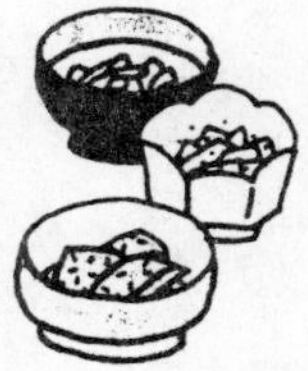

◎蔬菜不要只使用新鮮蔬菜，使用煮過或蒸過的蔬菜沙拉，就能夠攝取到豐富的維他命及食物纖維。像這個菜單中的南瓜和小黃瓜涼拌，淋上喜愛的調味醬來吃也不錯。花椰菜、胡蘿蔔等含有豐富 β －胡蘿蔔素的蔬菜也很好。煮物、湯或味噌的菜碼，可以利用各種不同的蔬菜。為避免湯、煮物的鹽分過高，口味宜調淡一些。

其他的肝臟病① 脂肪肝

聽說暴飲暴食容易罹患脂肪肝

脂肪肝就是中性脂肪*1積存在肝臟內使其腫脹的疾病。普通人的肝細胞中，也會含有百分之幾的脂肪，但是因為某種原因而使脂肪沈著達百分之三十以上，則為脂肪肝。

◆過飲過食為主要原因

形成脂肪肝的原因很多，頭號元凶就是喝酒過多或持續過食導致肥胖。此外還有其他原因，如糖尿病、女性荷爾蒙等的荷爾蒙異常、藥物，但佔少數。

還有的人不是很胖，但健康診斷也有脂肪肝，這通常是飯、麵類、蛋糕等醣類攝取過剩所致。

此外，某種抗生素或類固醇劑等藥劑、懷孕所造成的營養障礙等也是原因。

脂肪肝沒有自覺症狀，因此大都是在成人病健診或身體檢查時才發現。有的人

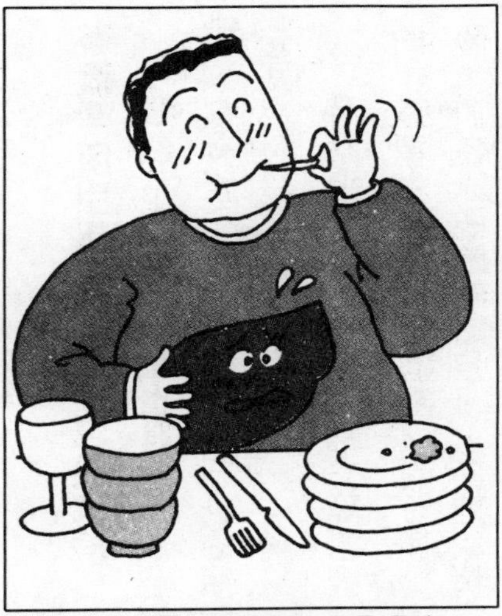

脂肪肝的主要原因是吃喝過度

會出現症狀，總覺得噁心、右側腹發脹、疲倦、食慾不振。

脂肪肝只要進行簡單的肝功能檢查或超音波檢查、CT就能診斷出來。脂肪肝的數值要以GOT、GPT作為判斷的標準，但與脂肪不同的是不會急速上升，差不多維持在一百上下。

r—GTP、ALP也會上升，但是不會出現高度上升。

此外，以前會取出一部分的肝細胞來做肝臟切片檢查，然而現在因有超音波檢查和CT，不會增加患者的負擔，而且能夠簡單確實的診斷。

◆因為肥胖而引起的脂肪肝是成人病的誘因

脂肪肝只要去除脂肪沈著的原因就能治好，是比較容易治療的肝臟病，所以不必擔心。

但是不要因此而輕忽了，因為不只是肝臟，當脂肪沈著於心臟或血管等處，成為動脈硬化的原因。動脈硬化則會誘發高血壓、糖尿病、心肌梗塞、腦血栓等成人病。尤其是因肥胖而造成脂肪肝的人更要注意。

另一方面，酒精所造成的脂肪肝成為肝硬化的機率比較高，而肥胖性的脂肪肝較不容易變成肝硬化。這是因為酒精分解時所產生的毒性乙醛，會使肝細胞受損，周圍纖維增加，而進行為肝硬化，這叫做酒精性肝硬化。

為了預防酒精性肝硬化，在醫生診斷為酒精性脂肪肝時就要戒酒。

◆懷孕所引起的脂肪肝也很危險

雖然不多見，但是也有伴隨懷孕出現的脂肪肝。這是在懷孕末期出現的嚴重疾病，會有腹痛、黃疸等劇症肝炎的症狀，治癒率只有百分之二十，到目前為止原因不明。

治療脂肪肝的原則就是去除原因。酒精性脂肪肝的人要戒酒，如果是肥胖引起的，就要控制熱量和體重。除了肝功能減退和自覺症狀強烈以外，要積極的活動身體，消耗掉多餘的熱量。尤其糖尿病或肥胖造成的脂肪肝，並行食物療法和運動療法較有效。

◆限制熱量

脂肪肝以飲酒過多的人、胖子、糖尿病患者較多見。吃得過多、喝得過多，肝臟的脂肪代謝減退，多餘的中性脂肪增加，會沈著於肝臟。

為了消除肥胖所引起的脂肪肝，最重要的就是減輕體重並控制住。基本上，喝酒的話就不要吃太多甜食，要減少飯等碳水化合物的攝取量，料理減少用油。

每天攝取的熱量控制在一六〇〇大卡以下，同時多攝取肉、魚、豆腐等良質蛋白質。如果因為想要減肥而偏重蔬菜、沙拉，反而會使體調崩潰，絕對不可為之。飯、麵包、麵類等碳水化合物，奶油、牛脂等不飽和脂肪酸，砂糖等糖類，都要減少攝取量。

總之，要避免過食，營養維持均衡，就能減輕體重。同時，也可接受營養師的飲食指導。

◆一週從事一～兩次輕微運動

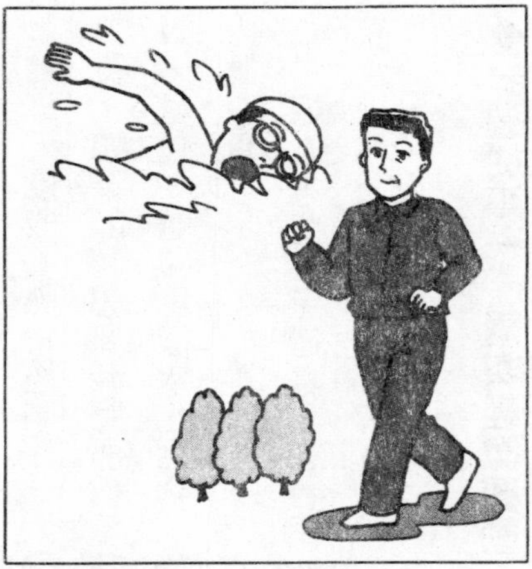

為預防脂肪肝，每週要進行
1～2 次輕度運動

脂肪肝的治療若能並用食物療法和運動療法，比較有效。

幾年前，日本厚生省曾做過「關於運動和成人病預防調查」，報告指出一週進行一～兩次輕微運動的人與完全不運動的人相比，糖尿病、高血壓等成人病的症狀較穩定。當然，也有減肥的效果。

慢跑、快步疾走、游泳、水中運動＊2等中高年齡層也能進行的運動，一週至少活動身體一～兩次。

＊1　中性脂肪　體內多餘的熱量會成為中性脂肪蓄積下來，是造成肥胖與脂肪肝的原因。

肝細胞的纖維化　與病毒作戰的肝細胞遭到破壞以後，在肝臟的中心靜脈與肝細胞周圍會出現條紋狀的膠原蛋白這種細的纖維狀物質，使肝臟變硬、縮小。

運動不足病　運動不足所引起的肥胖是各種成人病的原因，成人病堪稱是運動不足病。

＊2　水中運動　在水中進行的伸展運動。光是在水中快步疾走，就能夠得到足夠的運動效果。

偏食和運動不足導致脂肪肝（症例）

三十七歲的銀行職員T先生，因為捐血而得知自己罹患脂肪肝。由於沒有自覺症狀，一直認為自己很健康，所以這結果令他相當訝異。

再次檢查T先生的生活發現，從年輕時就喝酒，不過量不大，每晚約喝一瓶啤酒，但在食物方面喜歡吃牛排、烤肉等油膩的食物，不愛吃蔬菜。此外，因為工作關係而致運動不足。

這種生活習慣可能就是形成脂肪肝的要因。

T先生趕緊接受飲食指導，並且每個禮拜到附近的游泳池一～兩次，活動身體，六個月後體重減輕五公斤，再檢查的結果，肝功能恢復正常。

像這種脂肪肝的症例，對於工作忙碌的上班族而言是很好的借鏡，一定要注意。

其他的肝臟病② 酒精性肝障礙

持續大量飲酒，肝臟會出現哪些毛病呢？

長期大量的攝取酒精，肝臟會產生毛病，再繼續下去，最後會變成肝硬化，導致死亡。所以早期戒酒或節酒是最佳的治療法。

◆酒精對肝臟而言是毒嗎？

在「肝臟的功能」一節中已經說明過，肝臟會將進入體內的各種物質進行分解、解毒處理，如果持續大量的飲酒，超過肝臟處理酒精的能力，肝臟就會忙著處理酒精。

結果使得脂肪的代謝、處理能力不良，而使中性脂肪沈著，造成脂肪肝。

此外，進入體內的酒精在分解時所產生的乙醛毒性，也會直接損害肝細胞，使肝細胞壞死，周圍增加纖維。

乙醛在血中增加時，便成為噁心、頭痛等宿醉症狀的原因。飲用等量的酒，有

酒精分解的構造

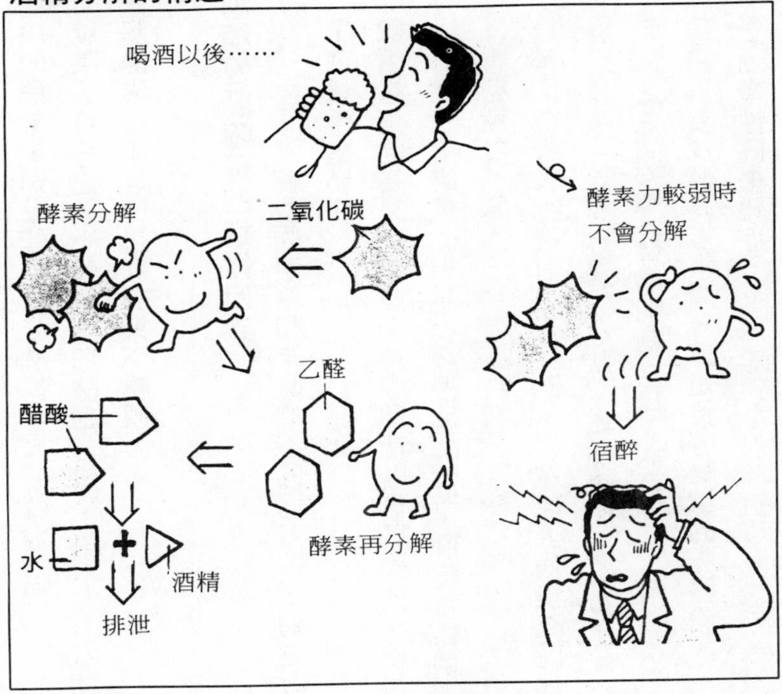

的人會宿醉，有的人不會，就是分解乙醛的酵素強弱所造成的。

在肝臟處理的酒精變為乙醛，藉著酵素的作用再變為醋酸，最後分解為水和二氧化碳。

分解乙醛的酵素分為即使血中的乙醛為低濃度也能發揮作用型，或是高濃度才能發揮作用型。具有兩種酵素的話，則飲酒所產生的乙醛能被分解掉，可是只具有在高濃度下才能發揮作用的酵素，則乙醛很難分解掉，立刻就會宿醉。

歐美人百分之九十具有兩種酵素，但是國人大半不具有在乙醛低濃度發揮作用的分解酵素，所以比起歐美人不勝酒力。

◆酒精性肝障礙的進行方式

酒精性肝障礙依飲酒量和年數的不同而有如下的進行方式：

①酒精性脂肪肝

飲酒過量的結果，造成中性脂肪沈著於肝臟內，使得肝臟腫脹的疾病。原本脂肪亦由肝臟負責處理，但是大量攝取酒精時，肝臟拚命處理，而沒空處理中性脂肪，結果就會蓄積於肝臟內。

幾乎大部分人都沒有自覺症狀，只在成人病檢查時偶然發現，但是有些人會倦怠、食慾不振、右腹疼痛等症狀。做檢查時，GOT、GPT在一百～二百，γ－GTP *1上升明顯，會增加為五百～六百。

通常只要戒酒就能復原，算是比較輕微的肝臟病。

②酒精性肝纖維症

是酒精性脂肪肝繼續進行的狀態。肝細胞開始壞死，而且纖維化。酒精性肝纖維和脂肪肝同樣的，沒有自覺症狀，只要戒酒就能阻止惡化，若是繼續飲酒，纖維化會更嚴重而進行為肝硬化。

③酒精性肝炎

長期大量飲酒的人，會引起酒精性肝炎。肝細胞急速壞死，呈現急性肝不全的症狀，有時會致命。症狀包括倦怠、食慾不振、噁心、腹痛等，再進行下去會出現黃疸、腹水、發燒、吐血等症狀。重症化時會有意識障礙、肝性昏睡等肝不全狀態出現，甚至導致死亡。

進行肝功能檢查時，ＧＯＴ、ＧＰＴ高度上升，而重症化以後，白蛋白降低，血液凝固因子凝血酶原減少，就表示肝功能顯著減退。

◆酒精性肝硬化

大量飲酒而引起酒精性肝炎的人，成為酒精性肝硬化的機率非常高。即使沒有如此，長年累月大量飲酒的人大都也會形成酒精性肝硬化。例如每天喝五壺以上的清酒，持續二十年，一個晚上就喝光一瓶酒便非常危險。

酒精性肝硬化的症狀與因其他原因而引起的肝硬化大致相同，不過它的手掌紅斑、蛛網狀血管瘤、肝臟腫脹等情形特別明顯，γ－GTP的數值極高為其特徵。可以利用超音波檢查、CT、肝臟切片檢查確認疾病進行的程度。

在初期時只要戒酒，就能遏止疾病進行。戒酒的五年生存率約百分之七十。酒精性肝硬化據說不容易罹患癌症，可是最近合併出現肝癌的例子也不少。

包括脂肪肝在內，酒精性肝障礙的治療以戒酒為第一要件。如果是脂肪肝，戒酒一個月就能完全治癒。不能戒酒的人，有時可能已得了酒精依賴症＊2，必須接受精神科醫生的指導。如果不能去除精神脆弱這層根本原因，就無法克服疾病，所以需要家人的協助。

罹患酒精性肝障礙的人，營養大都有偏差，所以要攝取含有良質蛋白質或維他命的食物。

急性酒精中毒　突然大量飲酒所引起的酒精中毒，是因為血液中的酒精濃度急速升高而引起的一種惡醉現象，雖然不至於損害肝臟，但是嚴重中毒時會導致死亡。

＊1　γ－GTP　膽道系酵素之一，在酒精性肝臟障礙出現時，會顯示出較高的數值。

＊2　**酒精依賴症**　就是酒精中毒。想要藉酒消除壓力，沒有酒就會感覺不安，沈溺於酒中的狀態。

各種酒的酒精濃度

酒的種類		酒精濃度(度)	相當於1壺日本酒的量(g)	攝取量的安全界限(2壺日本酒)
釀造酒	日本酒	16	180	5天1升或5人1升
	啤酒	4	720	1天2大瓶
	梅酒等	14	206	1天1瓶
	老酒	13～15	206	1天1瓶
	香檳	13	222	2天1瓶
	雪莉酒	20	144	2～3天1瓶
	葡萄酒	11～14	206～262	2天1瓶
	苦艾酒	16	180	2～3天1瓶
	櫻桃白蘭地	24	120	3天1瓶
	金巴利酒	27	107	3～4天1瓶
	柑香酒	25～35	82～144	3～4天1瓶
蒸餾酒	燒酒	20～35	82～144	6～11天1瓶
	白蘭地	40	72	3～4天1瓶
	威士忌	43	67	6天1瓶
	杜松子酒	47	61	6天1瓶
	伏特加酒	50	58	4～5天1瓶
	龍舌蘭酒	48～70	41～60	6～9天1瓶

其他的肝臟病③　藥劑性肝障礙

請告知藥劑性肝障礙的特徵與治療法

藥劑性肝障礙包括過敏性肝障礙、中毒性肝障礙、蓄積性肝障礙。其中大都是過敏性肝障礙，只要中止原因藥劑的服用，就能恢復肝功能。

◆肝細胞障礙型與膽汁淤滯型

藥劑性肝障礙分為肝細胞障礙型與膽汁淤滯型。

肝細胞障礙型的症狀與病毒性肝炎類似，GOT、GPT的上升非常顯著。只要中止原因藥劑的服用，肝功能就能恢復正常，但是偶爾也有劇症化的例子。

膽汁淤滯型則是運送膽汁的細膽管發生毛病，膽汁流通不順暢而引起的。症狀包括高度黃疸，GOT、GPT不會顯著上升，但是ALP、γ-GTP、膽紅素的上升則顯著。中止藥劑的服用一般就能迅速復原，但有時要花上一年的時間。

藥劑性肝障礙幾乎都是過敏性肝障礙。從開始服用原因藥物後，兩週到一個月

藥劑性肝障礙的種類

	過敏性肝障礙	中毒性肝障礙
原因	肝臟對藥物過敏而引起反應	服用對肝臟而言具有毒性的藥物所致
發症的機率	同樣的藥物有的人會過敏，有的人則不會，免疫反應敏感的人較易出現	服用藥物的人全部都會出現
比率	藥劑性肝障礙多半為過敏性	偶爾會出現中毒性
發症的時期	服用原因藥物經過 2 週～1 個月之內會發症	比過敏性更早發症
治癒率	只要停止問題藥物的服用幾乎都能治癒	

藥劑性肝障礙產生方式的不同

	肝細胞障礙型	膽汁鬱滯型
產生方式	肝細胞直接遭到破壞	運送膽汁的膽管發生毛病，膽汁流通不暢
症狀	過敏性、中毒性以及食慾不振、發燒等類似急性肝炎的症狀	中毒性黃疸及皮膚發癢為特徵性症狀，有時也會合併出現過敏症狀

內就會發生肝障礙。

因此，調查一個月內所服用的藥物，就可找出肝障礙的原因藥物。

中毒性肝障礙的症狀比過敏性肝障礙更容易立刻出現。

症狀則因肝細胞障礙型與膽汁淤滯型的不同而有別，前者通常會出現食慾不振、倦怠、發燒等類似急性肝炎的症狀，後者則有黃疸、皮膚發癢等特徵症狀，此外，有很多合併發疹等過敏症的例子。

◆診斷困難

目前並沒有診斷的基準，只能藉著何時服用什麼藥物的問診方式來掌握線索，此外還有淋巴球刺激實驗。就是讓患者的白血球有藥劑反應而調查過敏的方法，然而即使結果為陽性，也不能據此斷定該種藥物就是原因。

治療原則上要停止原因藥物的服用。只要中止藥物，大部分時候肝功能都能正常化，並不需要特別的治療。偶爾會有劇症化的例子，這時就要進行劇症肝炎的治療。發癢和黃疸症狀強烈或拖得太久時，則要使用副腎皮質荷爾蒙劑或膽汁酸製劑。*1

容易引起肝障礙的藥物　容易引起肝障礙的藥物，包括抗生素、退燒劑、神經系的藥物、麻醉藥、抗癌劑、避孕丸等荷爾蒙劑。

***1　膽汁酸製劑**　促進膽汁分泌的藥物，以化學方式合成熊膽囊成分的熊去氧膽酸等藥物皆是。

其他的肝障礙④　自體免疫所造成的肝臟病

由自體免疫所造成的肝臟病不易治療嗎？

自體免疫所引起的肝臟病，包括自體免疫性肝炎與原發性膽汁性肝硬化，兩者都是不易治療的難病，但是最近可以利用類固醇的長期療法展現效果。

◆自體免疫性肝炎的症狀多樣化

在歐美自體免疫性肝炎比較常見，在國內是屬於罕見的疾病，但是最近中高年齡層女性和年輕女性有增加的趨勢，原因不明。

肝炎特徵是具有多樣化的症狀。初期症狀包括倦怠、食慾不振、黃疸等肝炎獨特的症狀。

此外，還會出現關節痛、發疹、月經異常等症狀。另外一個特徵是，與免疫性疾病同時出現的併發症機率較高。

免疫球蛋白明顯地增加，GOT或GPT上升到五〇〇左右，有時伴隨強烈黃疸症狀出現。

診斷的線索，則是自體抗體＊1的抗核抗體呈現陽性。此外，血沈＊2速度較快也是特徵之一，在血液中出現LE細胞這種特殊細胞，同時，也出現抗平滑肌抗體這種自體抗體。

◆類固醇療法有效

自體免疫性肝炎的治療，則類固醇長期療法能夠見效。但是一旦開始實施，就不能中止，這是重點。絕對不要自行下判斷。如果認為症狀好轉就中止治療，則會使症狀急速惡化，甚至致死。

實行類固醇療法以後，病情經過良好，能夠長期生存。

不過，類固醇療法是必須長期進行的療法，無可避免的，會出現副作用，臉圓如月亮一般的滿月臉等症狀，為最具代表性的副作用。

◆原發性膽汁性肝硬化

原發性膽汁性肝硬化，是流出膽汁的細膽管發炎，膽汁無法順暢流通而引起的疾病。這種症狀長期間持續下去，就會導致肝硬化。四十～六十幾歲的中高年齡層女性較為常見。

主要症狀是皮膚強烈發癢與黃疸，不過，有的則完全沒有自覺症狀。此外，也有與關節、風濕等其他的自體免疫疾病同時出現的例子。

進行檢查時，γ-GTP與ALP等酵素上升，同時膽紅素增加。不過，GOT與GPT上升並不顯著。觸診時，會發現肝臟腫大。症狀一旦惡化到肝硬化，就會出現手掌紅斑與腹水等現象。

這個疾病的特徵是，幾乎所有患者的血液中都會形成抗線粒體抗體。抗線粒體抗體是出現在血液中的自體抗體。這個抗體一旦呈現陽性，就可判斷是原發性膽汁性肝硬化。

如想進行更確切的診斷，就要接受肝臟切片檢查以及超音波檢查。

◆初期可採藥物對症療法

原發性膽汁性肝硬化是衛生單位公認的難病之一，為嚴重的疾病，是與自體免疫有關的疾病，到目前為止原因不明，因此並沒有明確的治療法。

原發性膽汁性肝硬化，只要內服熊果*3這種藥，則症狀和檢查成績能得到相當好的改善。對於頑固的發癢症狀，利用抗組織胺劑、膽固酪胺，也能夠奏效。為遏止病情惡化，則早期發現最為重要。

---

*1 **自體抗體** 將自己臟器的一部分視為異物（抗原）而產生反應，給予損害的抗體。

*2 **血沈** 紅血球沈降速度。調查在一定時間內紅血球下沈幾公釐。當體內臟器出現發炎或者有腫瘤時，會出現較高的數值。

*3 **熊果** 具有與熊膽相同效果的人工藥，能夠促進肝細胞的膽汁分泌，主要成分為熊果脫氧膽酸。

肝硬化①　症狀

肝硬化有特有的症狀嗎？

最初肝硬化幾乎沒有自覺症狀，慢慢地進行。但是當病情惡化時，全身各處都會出現肝硬化特有的症狀。

◆肝硬化是肝臟變硬、無法發揮機能的疾病

出現慢性肝炎而反覆肝細胞的破壞與再生時，再生的肝臟周邊就會纖維化，纖維化繼續進行時，就會形成「再生結節」這種扭曲的構造。這種纖維化再繼續發展下去，就會增加再生結節，肝臟的表面凹凸不平，無法恢復原狀。肝硬化堪稱是肝臟病的終點站，理由就在於此。

此外，形成肝硬化時，肝臟內的血液循環異常，肝功能減退，結果門脈血流停滯，門脈內的血壓上升，形成門脈高血壓。另外，由於門脈─肝臟─心臟的通道受阻，門脈的血液無法經由肝臟、必須經由其他的管道回到心臟，因此，食道靜脈、

胃的冠道靜脈，以及直腸周圍的靜脈不得不發揮分流管的作用。但是，這些靜脈無法讓大量的血液通過，結果就會形成靜脈瘤。

和其他的肝臟病同樣的，肝硬化會讓人聯想到飲酒過度，但是國人由酒所造成的肝硬化只有二〇％，幾乎都是由病毒所引起的慢性肝炎轉移為肝硬化。

病毒性肝炎之中，A型不會慢性化，因此不會形成肝硬化，但是B型或C型病毒所引起的慢性肝炎患者，一〇％以上經過數年～二十年就會變為肝硬化。因此，為避免形成肝硬化，慢性肝炎宜早期發現、早期治療。

◆肝硬化的症狀

肝硬化的場合，肝臟本身受損，但是機能上沒有問題，幾乎沒有自覺症狀，即使有症狀，也很輕微。包括肝功能穩定的代償期以及有明顯的黃疸、腹水、意識障礙等症狀出現的非代償期。從代償期轉到非代償期時，就容易倦怠、噁心、腹脹。

而肝硬化特有的症狀如下：

①手掌紅斑

手掌的拇指與小指根部、手掌周邊部出現紅斑。多半是手掌的周邊都發紅、中心部分都是白色的，理由不明。可能與女性荷爾蒙有關。

②蛛網狀血管瘤

以男性較為常見，從肩到前胸部、頸部、手臂的背部等，以小的血管瘤為主，好像蜘蛛張開八隻腳似的，出現細線，或是放射線狀的毛細血管會浮上來。

分辨的方法是，血管隆起的部分用手指按壓時，周邊的毛細管消失，手指鬆開以後又再度成為蛛網狀。此外，用玻璃棒按壓時，顏色會配合脈搏的跳動而產生變化。出現這些症狀時，則疑似慢性肝炎或肝硬化。

③「美杜莎的頭」

罹患肝硬化以後，由於門脈枝受到壓迫，血液循環不順暢，血液必須要流到其他的分流管。因此，以肚臍為主，出現放射狀藍色的靜脈。形狀有如希臘神話中的蛇髮女怪「美杜莎的頭」一般，因而得名。

這就是肝硬化末期的代表性症狀。

④女性化乳房

男性的乳房如女性一般膨脹，與手掌紅斑等同樣的，是因為肝臟無法處理女性荷爾蒙而引起的症狀。體毛、陰毛脫落、性慾減退，出現陽痿的症狀。雖然女性的乳房不會繼續膨脹，但會出現多毛、生理不順、無月經等症狀。

⑤腹水

一旦形成肝硬化時，腹部就會積水，甚至會嚴重到像青蛙肚一樣。此外，腸內廢氣積存、肚子發脹、腳容易浮腫，就是腹水慢慢蓄積的證明。

普通的肥胖是肚子會發脹，但是出現腹水時，卻是肚子發脹而上半身依然很瘦。肌膚乾燥等。腹水與肥胖的區分，只要經由專門醫師觸診，便能得知。

⑥容易出血

由於肝臟所合成的血液凝固因子不足，因此只要一點點的小傷就容易出血。即使是小傷口也會血流不止，而且容易出現流鼻血、牙齦出血等症狀，同時也常出現瘀青。

⑦吐血

在肝硬化的症狀中，最需要注意的就是大量吐血。若食道靜脈所出現的瘤一旦破裂，就會引起吐血。與胃潰瘍等的吐血相比較，是非常嚴重的，甚至會危及生命。

⑧肝性腦症

肝硬化時出現的症狀

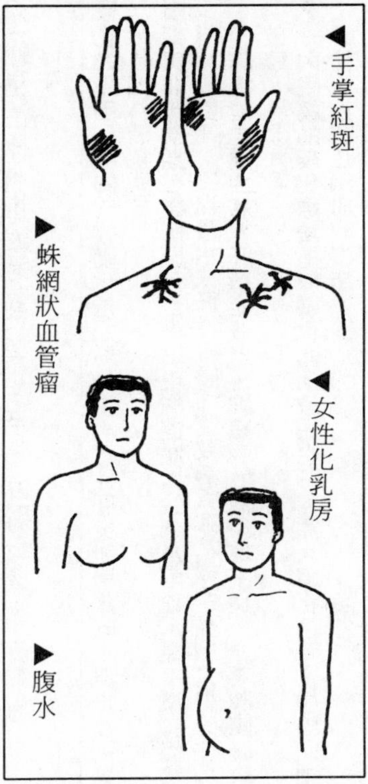

與腹水並稱為肝硬化的典型症狀。其特徵是無法做簡單的計算、會忘記他人的名字或場所、突然表現奇異的行為、亂吼亂叫、呈現出被誤認為是痴呆或精神病的症狀，甚至會真的被送到精神病院去。

還會出現所謂的振翅震顫，就是好像鳥要振翅飛翔時，揮動翅膀的獨特動作。若這個症狀仍持續進行，就會興奮、大叫、發出怪聲，最後便會陷入完全昏睡狀態。

其理由就是原本應由肝臟解毒的氨等毒素，因為肝功能惡化而無法分解，便直接到達腦所致。

⑨脾臟增大

一旦形成肝硬化時，肋骨下方的脾臟就會腫大。如果腫大到由腹部上方就可觸摸得到，就表示已對造血作用造成影響，而出現脾機能亢進症狀＊1，這時血液中的白血球和血小板會減少，且容易感染細菌、容易出血。

◆及早發現就能長期生存

肝硬化最可怕的地方，就是會因食道靜脈瘤或肝癌等合併症而喪失生命。因此，以前認為罹患肝硬化後便只剩幾年壽命，但現在各種檢查法和治療法進步許多，能生存十到二十年的例子也增加了。

由於食道靜脈瘤的治療是用內視鏡觀察，同時注入藥劑的內視鏡的硬化療法＊2進步，而肝癌能用超音波檢查以早期發現，因此，即使肝硬化，只要早期發現並進行適當治療，也能過著日常生活，回歸社會。

肝硬化的原因 國內的肝硬化八〇％是由病毒性肝炎所引起的，但是在歐美諸國，尤其法國則多半是因為酒精所致。

代償期與非代償期 與肝硬化合併出現的症狀大致分為兩種，幾乎沒有症狀而肝功能穩定的時期稱為代償期；出現腹水或肝性昏睡、需要靜養與治療的時期，稱為非代償期。

＊1 **脾機能亢進症狀** 肝功能減退，脾臟的血液循環不良，結果脾臟腫脹，血液中的細胞遭到破壞。

＊2 **內視鏡的硬化療法** 肝硬化的治療法之一。注入硬化劑時，靜脈瘤中的血液凝固，不動手術就能夠防止出血的方法。

肝硬化②　治療

即使罹患肝硬化也有治療法嗎？

肝硬化雖是可怕的疾病，但現在已經不再是不治之症了。隨著檢查法、治療法的進步，與從前相比，已經有很多人回到社會了。

◆代償期與非代償期的治療法不同

即使同為肝硬化，身體機能沒有受損的代償期，以及功能受損、出現明顯症狀的非代償期，其治療法大不相同。

代償期時，肝臟異常的症狀穩定，因此可做一些輕鬆的工作。

其診斷則必須利用肝功能檢查值＊1或自覺症狀來判斷，若檢查結果發現輕微異常，而沒有自覺症狀時，仍能過普通的日常生活。但是絕對不能操勞。若沒有出現自覺症狀，但肝功能出現明顯異常現象，則要避免重度勞動工作或運動、旅行等，需保持靜養。現在仍未開發出改善代償期症狀的藥，因此不使用藥物治療。

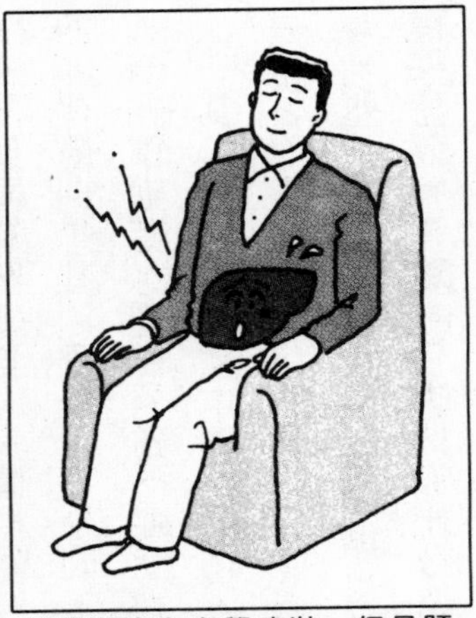

代償期沒有自覺症狀，但是肝功能異常時，仍要以靜養為要

非代償期時，會出現前項說明的各種症狀，因此為了防止惡化及合併症，一定要接受定期檢查和診斷。

◆非代償期的治療

非代償期要進行以下的治療。

①腹水的治療

非代償期時，腹部會積水、腫脹，體重增加。腹水的治療必須要減少鈉的攝取量，因此一天所攝取的鹽量要減少至三～五公克以下。水分一天只能攝取一公升以下。如果這麼做仍無法去除腹水時，就必須使用利尿劑*2，或是注射白蛋白劑，以提高血液中的白蛋白濃度。

②肝性腦症的治療

肝性腦症是氨等有害物質未解毒而積存在血液中，以致腦受損而發生的症狀。若肝性腦症惡化就會引起肝性昏睡。肝性腦症時，首先要減少血液中的氨，因此要調整排便，以防止腸內有害物質的發生。此外，減少蛋白質也有效。

所使用的治療藥為特殊的瀉藥——乳果糖。這種藥不僅能抑制腸內有害細菌的發生，同時能降低氨的吸收率。為了恢復血液中的氨基酸平衡，因此，要使用特殊氨基酸輸液製劑*3。

③食道靜脈瘤的治療

由於食道靜脈瘤破裂而引起消化管出血，與肝性腦症所引起的肝不全，以及肝癌、肝硬化，為三大死亡原因。其中，食道靜脈瘤破裂所造成的死亡佔第一位，但最近隨著治療法的進步，因靜脈瘤破裂而死亡的人數已大幅減少。

經常使用的食道靜脈瘤的治療，就是最近非常普及的內視鏡的硬化療法（硬化療法）。這個療法，是一邊用內視鏡觀察，一邊將硬化劑注入靜脈瘤及其周邊中，使其消失的方法。硬化療法在緊急時所當成停止出血的措施來使用，同時也可以用來預防靜脈瘤的破裂，具有極高的效果。進行硬化療法後，百分之九十的患者能撿回一命。此外，最近一邊用正視鏡觀察，一邊用橡皮筋綁住靜脈瘤的內視鏡結紮療法也非常普及。

外科治療則必須採食道斷離術。這個方法，是利用手術切斷食道以後，將許多的靜脈瘤一一綁住，使其不出血後再縫合。

◆食物療法必須配合症狀

對於肝硬化，一般的常識是要採用高蛋白、高熱量的飲食，不過因代償期與非代償期的不同，食物療法的內容也不同。

代償期時，有輕微的黃疸或沒有出現腹水時，與慢性肝炎同樣的，要努力攝取高蛋白、高熱量、高維他命的食品。這兒所說的高熱量指的是適當熱量。原本肝硬化的患者，肝臟處理糖的能力就會減退，因此有些人會有糖尿病的傾向，而熱量攝取過剩，則會使症狀惡化。

另一方面，非代償期的食物療法，則不見得要攝取高蛋白、高熱量的飲食。如果出現黃疸、身體倦怠、沒有食慾時，則要避免攝取脂肪。不能攝取高蛋白的食物時，隨著症狀逐漸復原後，才能增加蛋白質和脂肪的攝取量。

若出現肝性腦症的徵候，則必須採取低蛋白食或無蛋白食。總之，食物療法的方法，一定要遵從醫師或營養師的指示來進行。

酒會對肝臟造成極大的負擔，原則上要禁止。

至於日常生活的注意事項，原則上要避免過度疲勞。一定要避免重度勞動工作。長時間泡澡也不好。運動也要禁止，尤其當自覺症狀強烈時，一定要躺下來休息。

◆不要忘記看門診

肝硬化患者在健康管理上，最重要的就是定期看門診與檢查。不只是肝硬化患者，有些人沒有自覺症狀後，就不再看門診，這是非常危險的事。為避免由肝硬化轉為肝癌，一定要定期看門診，接受檢查。

*1　**肝功能檢查**　對於肝硬化或慢性肝炎的診斷而言，GOT或GPT的數值不見得完全正確。因為如果是正常的肝硬化患者或非代償期的肝炎患者，則GOT或GPT的數值也很高。

*2　**利尿劑**　為了治療腹水而會使用利尿劑。但是如果排尿過度，會使體內的水分平衡瓦解。因此，利用利尿劑排出的尿量，一日最好維持在二〇〇〇～二五〇〇毫升的範圍內。

腸內細菌　在胃或小腸消化吸收的食物，由大腸內的腸內細菌分解。腸內細菌像雙叉乳桿菌等具有良好的作用，西威爾遜菌（魏氏梭狀芽孢桿菌）等則具不良的作用。

*3　**特殊氨基酸輸液製劑**　因為有害物質的增加而使血液中的氨基酸平衡紊亂時，會成為肝性昏睡的誘因，為加以防止而使用調整的特殊組成的氨基酸溶液。

太輕忽而導致肝硬化（症例）

四十六歲的Ｂ君，十年前因治療Ｂ型肝炎而看門診。到醫院時發現他是肝細胞障礙顯著、發炎症狀強烈的活動性肝炎，可能會轉為肝硬化，因此持續三週投以類固醇劑治療。

現在的治療法，則是與干擾素搭配組合的方法，可展現極高的治療效果，但在十年前，光是類固醇劑就非常有效了，Ｂ君治療後大約半年，ＨＢｅ抗原及ＤＮＡ聚合酶消失，肝功能檢查也恢復正常值。

此後，Ｂ君有一段時間仍定期接受檢診並回到社會上，但後來漸漸地懶於接受定期檢查，過了十年後才接受肝臟的精密檢查，但醫師卻診斷為肝硬化。

對於這十年來完全沒有出現徵兆、自認為很健康的Ｂ君而言，這是相當大的打擊。

肝癌①　症狀

聽說肝癌沒有特殊的初期症狀？

肝癌大都是以肝硬化的合併症而被發現，並沒有特有的初期症狀。肝癌患者百分之八十都會伴隨肝硬化出現，因此，肝硬化的人定期接受檢查，才是預防及早期發現肝癌的方法。

◆原發性肝癌較多

肝癌有逐年增加的傾向，其死亡原因的排行也不斷上升。因肝癌而死亡者，一年大約有二萬人，男性比女性多，尤其四十～五十幾歲的中、高年齡層死亡者較多，為其特徵。

很多人認為因胃癌等轉移到肝臟，而引起的肝癌較多。但是稱為肝癌的疾病，只限於一開始就在肝臟形成癌的原發性肝癌。依癌細胞種類的不同，原發性肝癌又分為肝細胞癌與膽管細胞癌。

在我國，以肝細胞癌佔壓倒性的多數。肝癌的原因，與肝炎病毒有密切關係。事實上，肝癌多發的東南亞及非洲等地，集中了B型肝炎的帶原者，由此得知病毒就是肝癌的原因。此外，C型病毒的致癌性，比B型病毒高出許多。

關於致癌的經過，是因B型或C型病毒引起慢性肝癌而轉為肝硬化，再進行為肝癌的例子佔壓倒性多數。肝癌患者百分之八十都有肝硬化現象，因此，可將慢性肝炎、肝硬化、肝癌視為一連串的疾病。

病毒以外的致癌原因，則是酒或進口豆類所產生的黃麴病毒，以及三氯甲烷、氯化乙烯、合成荷爾蒙、避孕丸（口服避孕藥）等。

◆幾乎沒有初期症狀

肝癌的初期是慢慢進行的，幾乎沒有症狀。然後漸漸地會有身體倦怠、肚子發脹、沒有食慾、臉色不好等症狀出現，但是這些都是肝硬化也有的症狀，因此不能靠這些來診斷為是肝癌。

後來，除了這些症狀以外，還會有三十八度左右的發燒，以及體重急速減輕、腹痛、腹部硬塊、黃疸、腹水等自覺症狀出現，這時，癌已經進行到相當嚴重的地步了。

癌細胞*1不斷增殖到最後，肝功能減退，因為營養障礙*2以致於全身衰弱而死。

不只是肝癌，癌的疾病在初期階段時，幾乎都沒有症狀。等到自覺症狀出現時才到醫院，可能為時已晚了，諸如此類的例子並不少。尤其肝臟原本就是非常強壯、能夠充分發揮作用的臟器，因此就算發生小的癌細胞，也不會對其功能造成阻礙。所以，等到發現時，癌可能已經進行到令人束手無策的地步了。

肝癌的預防及早期發現，除了定期檢診外別無他法。先前敘述過，慢性肝炎、肝硬化、肝癌是一連串的疾病，因此肝臟健康的人，不會立刻出現肝癌。所以，肝硬化和慢性肝炎者，比其他人罹患肝癌的危險性為高。

◆利用超音波或CT可以早期發現

肝癌的自覺症狀很難出現，因此以往很難早期發現。但是，最近由於超音波檢查和CT、血管造影等畫像診斷進步，能夠輕易發現直徑一～二公分的小肝癌。

若要能早期發現肝癌，還有一種調查AFP（α胎蛋白）的方法，也就是在胎兒的肝臟中製造出的血中的蛋白質濃度。通常AFP在出生後就會消失，不會存在健康人的血液中，但若罹患肝癌時，在早期血液中就會增加。

以前因為沒有適當的治療法，罹患肝癌者幾乎都會死亡，而現在若能早期發現，便可完全治癒。因此，肝硬化或慢性肝炎者，每三個月一定要接受一次定期檢診。尤其肝癌患者百分之八十都會併發肝硬化，所以肝硬化者在平時就要充分注意自己的健康管理，定期檢診是不可或缺的。

◆肝癌死亡者大都是C型肝炎所造成

我國人口中，大約有百分之一～二為C型肝炎帶原者。C型肝炎的帶原者中，有些以後會罹患慢性肝炎或肝硬化、甚至罹患肝癌，因此，日本厚生省從一九八八年開始，召開「非A型非B型肝炎研究檢討會」，以謀求今後的對策。

C型肝炎與肝癌的關係，在一九八九年由於C型肝炎檢查法開發而得知。以往根據研究班的研究結果，在一九八八年因肝癌而死亡的二萬三千人當中，有百分之二十五是B型肝炎所引起的，剩下的百分之七十五，則是由非A型非B型肝炎所轉

肝癌死亡者的統計

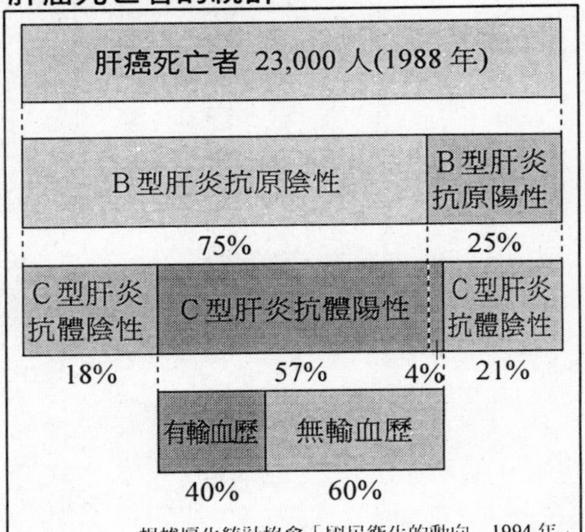

根據厚生統計協會「國民衛生的動向　1994 年」

移過來的。此外，這個非A型非B型肝炎所引起的肝癌死亡者中，有百分之七十六（佔全體肝癌死亡者百分之五十七）的原因為C型肝癌，而C型肝炎抗體陽性的人當中，有百分之四十有輸血歷（參照上圖）。

肝癌的危險因子　感染B型或C型肝炎，或女性荷爾蒙等荷爾蒙劑和黃麴毒素等黴毒，都是導致肝癌發生的危險因子，但是肝硬化則是致癌的最大危險因子。

＊1　**癌細胞**　指惡性腫瘤。透過淋巴球、血液轉移到體內的其他部位，會大量地增殖。

＊2　**營養障礙**　由於肝功能減退，營養素的代謝不良，不僅是人體，連肝臟本身都缺乏活動的熱量而導致營養不足。

利用乙醇注入療法克服肝癌(症例)

M君因C型肝炎的原因而罹患肝硬化，在三年前開始接受治療。年輕時喜酒的M君，在罹患疾病後也無法與酒絕緣，當然檢查結果會不好。可是遵從主治醫師嚴格的指示戒酒後，變得肝功能能穩定，體調良好。

在肝功能恢復正常、正感到放心的M君，卻發現已併發肝癌。最初的檢查中，並無發現癌已秘密地進行著，像M君這一類的例子非常多，這也是肝癌的可怕之處。

M君做了超音波檢查後，所幸癌只有二公分大。

因此，進行對於這種早期癌非常有效的乙醇注入療法，過了五年後的今天，M君仍然有元氣地活著。

肝癌② 治療

聽說肝癌已不再是不治之症了？

肝癌的治療法急速進步。以前若診斷為肝癌，大約在一、二年內就會死亡，但現在若為早期肝癌，即使不動手術也可以治療。藉著早期發現、早期治療，能夠生存十年以上者並不在少數。

◆利用乙醇治療癌

在早期肝癌時，可以利用純度較高的乙醇直接注入癌細胞，使癌細胞壞死，進行這種乙醇注入療法能展現極高的療效。這時要利用超音波檢查，一邊觀察患部，一邊將針刺入肝臟，把乙醇注入癌細胞，不需花很多時間，患者痛苦也較少，故對於早期癌的治療非常有效。

但是，乙醇注入療法有效的前提，是三公分以下的癌只有三個以下，若併發重度肝硬化，或是有腹水積存、癌的數目較多時，則不適用。

早期發現肝癌並進行乙醇注入療法，持續十年以上活得很有元氣者也增加了。

早期癌治療法，除了乙醇注入療法外，還有動手術切除患部的方法。

但是，進行手術者必須符合條件。癌必須在肝臟表面，而且癌較小、數目較少，如果併發肝硬化，或是肝功能顯著降低時，不可以動手術。此外，若癌已轉移到其他臟器，或身體衰弱、高齡者，也不能動手術。

◆使癌細胞窒息而死亡的「肝動脈塞栓術」

肝動脈塞栓術是對於無法動手術的癌所進行的療法。這個療法，是將細導管＊1插入與癌細胞相連的動脈，並注入膠狀物質，使癌細胞無法得到氧及營養（這時把抗癌劑混入膠狀物質中）。阻塞血液的通道使癌細胞營養不足而壞死。不只是早期癌，對於進行至某種程度的癌也有效。

對於肝癌的治療法，除了前述的方法以外，還包括導管插入肝動脈內、只注入抗癌劑的方法，此外，還有免疫療法、溫熱療法等。但是現在一般所採用的方法，為乙醇注入療法及肝動脈塞栓術、手術療法等三種方法，其療效很高。

◆容易再發的肝癌

肝癌容易再發，即使動手術，二年內有大約半數會再發。動幾次手術會造成患者的負擔，因此手術後一定要接受定期檢查。

肝癌的治療法非常進步，如果癌再發的話，早期不需動手術就能治療，治癒率也很高。不僅是動手術的人，如果罹患肝硬化或慢性肝炎而罹患肝癌危險率較高者，每三個月要接受一次檢查。

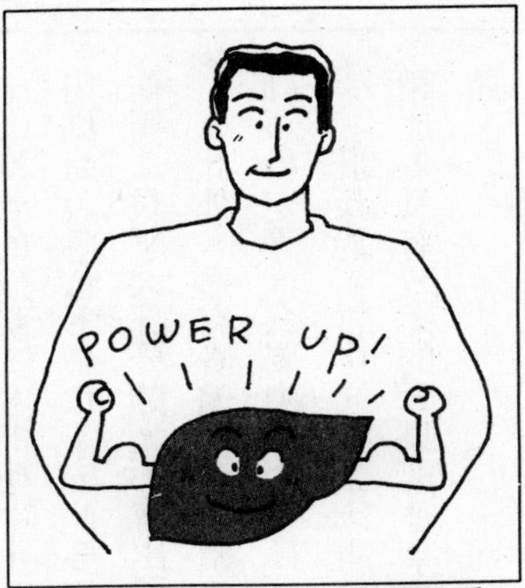

由於治療法的進步以及早期接受治療，而能夠提升肝癌的治癒率

為何乙醇對於肝癌有效　乙醇具有使蛋白質瞬間凝固的作用。將此作用活用於肝癌治療上的方法就是乙醇注入療法。不過，這個療法只對肝癌有效。例如治療胃癌時，乙醇注入胃，癌細胞會消失，但是會造成胃穿孔。然而，肝臟的再生力很強，肝細胞死亡經過一段時間之後，就能夠再生而復原。

＊1　**導管**　為了將體液或血液排出體外，或是將治療藥注入體內而使用的軟管。

專欄

干擾素療法

M君（六十歲、男性）在三十年前，動肺結核肺葉切除手術時，因輸血而感染C型肝炎。七～八年前一直看門診治療，半年前開始接受干擾素療法。

一般而言，干擾素療法對於病歷較長者，無法出現很好的效果，所幸M君在三個月左右時，肝功能開始穩定。

M君的症狀，在即使中止干擾素以後也沒有惡化，肝功能穩定。但其副作用則是脫毛情形嚴重，因此要使用男性用假髮。干擾素雖有效，但卻有很多副作用，幾乎大部分的人都會出現這種脫毛現象。

此外，還有身體倦怠、頭痛、食慾不振、工作慾望減退，甚至想自殺、精神不穩定等。只要中止治療後，這些副作用就會消失。

肝炎患者當中，有人因害怕副作用而討厭干擾素療法，但與其他的治療法相比，具有較高的效果則是事實。副作用與效果之間如何折衷，將是今後的問題。

威爾遜病

Ａ子（三十歲、女性）因肝臟不好而接受檢查。結果有輕微肝障礙、因肥胖而膽固醇較高，醫師診斷其為脂肪肝。

進行幾乎個月的療法後，病情卻仍未好轉。後來，發現Ａ子血液中的銅較少，經過詳細檢查後，得知為肝臟有銅積存的威爾遜病。

這是非常罕見的疾病，因銅使肝臟受損，最後就會進行為肝硬化，是遺傳性疾病。此外，手顫抖、四肢僵硬等神經症狀會出現，是可怕的疾病。

Ａ子在持續飲用Ｄ青黴胺後，症狀便逐漸好轉。後來也結婚、生子。威爾遜病在日本幾乎沒有這種症例，在世界上也是罕見的例子。

Ａ子在妊娠中的過程良好，肝功能沒有惡化、平安無事地生產。現在，母子也都活得很有元氣。

第三章　生活篇

體貼肝臟的生活

注意飲食生活

肝臟病治療的飲食生活要注意那些事項呢？

肝臟病治療最重要的就是飲食等日常生活。一定要好好地攝取規律正常、均衡的三餐，飯後要靜養，運動要適度。若遵守這三項原則，急性肝炎、活動性顯著的慢性肝炎或非代償性的肝硬化等，除非是需要住院的人則另當別論，否則遵守這三項的人就不用太擔心疾病了。

◆基本上與健康人相同

並非罹患肝臟病後，就有特別不能吃的東西（但飲酒另當別論）。在戰前認為要避免油膩的食物、禁止吃肉等錯誤的食物療法，關於脂肪方面，不要太過於神經質，肉和魚都可以吃。

經常提出「高蛋白、高熱量」的飲食，但也絕不能過於勉強地攝取。否則，可能會併發脂肪肝及糖尿病。我們現在的飲食生活已具有足夠的「高蛋白、高熱量」

了。最重要的，就是往後的飲食要維持均衡的營養。

此外，早、中、晚三餐要在決定好的時間內、規律正常地攝取。一餐不吃，或是用二餐彌補三餐的分量皆無法取得平衡，或是吃點心、宵夜來補充營養，都是不好的作法。三餐都盡可能在自宅攝取（午餐可帶便當）營養均衡的食物，若吃外食時，要避免營養偏差的速食食品，若要吃定食類、麵類時，則要選擇菜碼較多的麵來吃。添加物較多的速食食品是肝臟的「大敵」。

此外，要選擇多種食物來攝取營養。將肉、魚、蛋、牛乳、大豆等良質蛋白質食品為主，一天要攝取三十項。如此一來，即使不去考慮困難的平衡問題，也能夠攝取到足夠的蛋白質、醣類、維他命及礦物質*1。

要攝取多項食品以和食*2最好。例如味噌湯中有味噌（大豆、麴＝米）、高湯（柴魚片、小魚乾）、湯中的菜碼（二～三種），可以攝取到七項食品。還有魚料理、煮物、燙青菜等搭配組合，一餐就可以吃到十幾樣食品。此外，米為醣類，同時也含有許多必須氨基酸，是蛋白價極高的食品，最適合用來治療肝臟病。

和食含有良質蛋白質，而且能攝取到許多種項目，是非常適合用來當做食物療法的飲食。

◆吃完飯後要靜躺三十分鐘

飯後靜躺對肝臟病而言很重要。因為所攝取的營養素和酵素，在靜躺的狀態下才能隨著血液送至肝臟。站立時到達肝臟的血液會減少至百分之七十，所以要躺下來三十分鐘至一小時。

但若一整天都躺著睡覺，會使整個生活的規律性瓦解。所以需要散步和事務作業等輕微的運動。每天都要過著規律正常的飲食與生活。

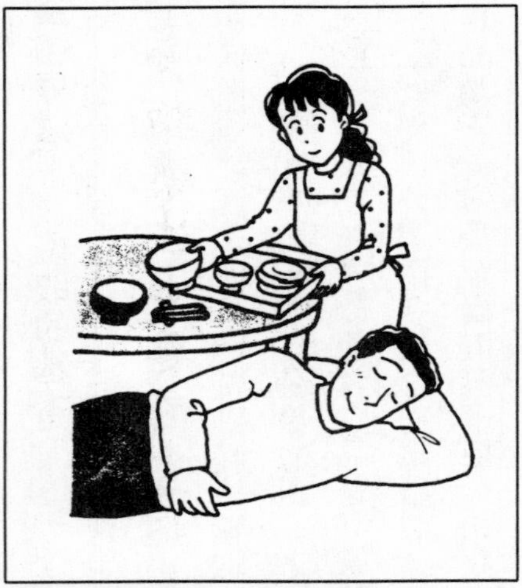

肝臟病患飯後一定要靜躺

＊1 **維他命及礦物質** 現代人最容易缺乏的維他命與礦物質，具有調整體調的作用，進行荷爾蒙等的調節，同時也能夠強壯骨骼。蛋白質、脂質、醣類這三大營養，再加上維他命、礦物質，合稱為五大營養素

＊2 **和食** 當成健康食，現在在美國也大為流行。四季蔬菜、魚貝類、海藻豐富的和食，含有均衡的蛋白質、脂質，同時也含有豐富的維他命與礦物質，也是肝臟病患者最適合採用的食物療法。

食物療法① 攝取的基本

食物療法重要的重點是什麼？

肝臟病的食物療法基本上是「高蛋白、高熱量*1」，現在國人的飲食已不必在意高熱量的問題。但是，一天要吃三十項食物，攝取良質蛋白質和適當的熱量才是重點。

◆注意適當熱量的攝取

以前認為肝臟病的食物療法基本上是「高蛋白、高熱量」。但是現在的飲食情況，蛋白質和熱量不但不缺乏，反而有過多之虞。因此，如比平常攝取更豐富的飲食，雖使肝炎好轉，但卻造成脂肪肝，像這樣的例子時有所聞。所以，現在依患者的肥胖度及年齡、性別來決定一天的攝取熱量。肥胖者或限制運動的人，要減少百分之十左右的攝取熱量。

至於慢性肝炎或肝硬化代償期出院後的飲食，成人男性一天為二千二百～二千三百大卡。急性肝炎則為一千八百～二千大卡。

◆要攝取動物性、植物性兩種蛋白質

製造肝細胞和血液的是蛋白質。肝臟病的食物療法中，蛋白質非常重要就在於此。對肝炎患者而言，一天至少需要八十公克的蛋白質。

但光攝取魚、肉等動物性蛋白質並不好。此外，脂肪太多的肥肉、五花肉、火腿、豬肉等，若拚命吃反而會對肝臟造成不良影響。

因此，要積極攝取豆腐或納豆等植物性蛋白質，如此一來就能防止脂肪攝取過盛。大致的標準就是動物性和植物性蛋白質攝取各半。

◆多攝取蔬菜

雖然蛋白質很重要，但若光攝取蛋白質，會導致調整體調的維他命和礦物質缺乏。肝臟病者特別容易缺乏維他命，因此，像胡蘿蔔、菠菜、小油菜、南瓜等β胡蘿蔔素*2含量較多的黃綠色蔬菜，和高麗菜、小黃瓜、蘿蔔等維他命C含量較多的蔬菜，以及水果，每天都要攝取。蔬菜和水果含有豐富的維他命、礦物質，此外，也含具有調整排便效用的豐富食物纖維。

攝取這些蔬菜類時不要生吃，必須以煮或燙過的方式來吃，就可以吃很多了。

1日的熱量攝取為何？

成人男性

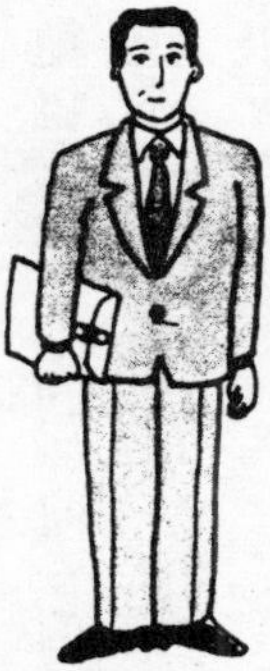

攝取熱量的標準	2200～2300kcal
醣類（碳水化合物）	300～350 g
蛋白質	80～100 g
脂肪	40～50 g

成人女性

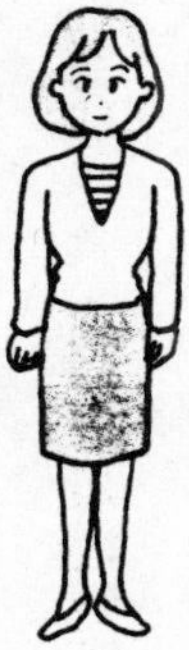

攝取熱量的標準	1800～1900kcal
醣類（碳水化合物）	300～350 g
蛋白質	60～80 g
脂肪	3 5～45 g

◆從穀物中攝取醣類

食物療法中，特別容易被人忽略的就是飯、麵包、麵類等醣類（碳水化合物）。醣類在肝臟會變為糖原，當成肝臟本身活動的熱量來使用。

因此，若無法充分攝取醣類，會使肝臟缺乏熱量，同時特意攝取的蛋白質也無法充分利用。在肝臟病的食物療法中，醣類具有重要的地位。所以，三餐一定要吃飯、麵包或麵類中的任何一項。

此外，點心類或果汁中所含的糖類，不能當成主食，況且是導致肥胖的原因，不可以吃太多。

◆要避免吃速食品

食品添加物較多的速食品和加工食品會對肝臟造成負擔。

食品添加物的毒性具有致癌性，同時也會增高胎兒的畸形發生率，目前為止已經指出其具有許多危險性。健康人如果攝取食品添加物較多的食品，對健康並不好，而肝臟脆弱的人更是如此。解毒添加物等化學藥劑是肝臟的工作，所以光是吃速食品或加工食品等添加物多的食品，會增添肝臟的疲勞度。

火腿或香腸雖然是蛋白質多的食品，但也含許多添加物，故儘可能選擇無添加物、用自然材料製造的食品。

◆不要太過神經質

肝臟病的食物療法中最重要的，就是不要太過神經質。

肝臟病和糖尿病不同，並沒有特別的食物限制，因此症狀穩定者，可以和健康人一樣吃同樣的食物。酒如果是增進食慾的程度，可以適量攝取，而咖啡和香辛料可少量攝取，不用過於擔心。

外食時有時會吃太多，第二天就要控制熱量的攝取，只要在這方面下工夫即可。

此外，回到社會、經常在外面吃午餐的人，要避免吃蓋飯或拉麵等，而要選擇營養均衡的日式定食或便當。青菜方面可以吃燙青菜、生菜沙拉或是帶果菜汁到公司去，都是接近理想的飲食。

◆吃營養均衡食物的秘訣在於一天三十項食品

肝臟病的食物療法基本上要攝取良質蛋白質，及適當的熱量，一天三十項食品為標準來擬定菜單並不困難。也許有人認為一天要吃三十項食品很麻煩，但是穀類和種子、油脂類、肉・魚貝類、豆・豆製品、黃綠色蔬菜・水果、芋類、蕈類、海藻類等，都要多花點功夫，盡可能多攝取。

◆不要忘了吃早餐

有肝臟病的人絕對不可以不吃早晨。如果早晨不補充熱量，則肝臟蓄積的糖原幾乎消耗殆盡，容易積存疲勞。為了積存糖原，肝臟不好者早餐非常重要。很多人早上沒有食慾，但吃早餐是支持肝臟健康的重要習慣。那怕只吃一道菜也好，一定要在飲食方面下工夫。

＊1　**熱量**　熱量與卡路里同義，現在國際上的正式名稱為「熱量」。

＊2　**β—胡蘿蔔素**　在胡蘿蔔、南瓜等黃綠色蔬菜中所包含的橘色的類胡蘿蔔素，攝入體內，能夠發揮與維他命A相同的作用。最近根據報告顯示，β—胡蘿蔔素具有抗癌作用。

特殊營養食品　基於營養改善法製造出來的營養食品類的總稱。為強化維他命類的營養素，以及孕產婦或病人用的特別用途食等。其中病人用食品為低蛋白質食品、無蛋白質高熱量食品，以及肝臟病食調整用組合食品等，可納入食物療法中加以利用。

食物療法②　蛋白質的作用

蛋白質與肝臟具有何種關係？

肝臟的功能主要是由酵素來發揮，而細胞的主要成分是蛋白質。蛋白質是強化肝細胞不可或缺的重要營養素，一天最少要攝取八十公克。為了修復因肝炎病毒而受損的肝臟，要積極攝取肉、蛋、魚、大豆等含有良質蛋白質的食品。

◆為什麼需要蛋白質？

肝炎或肝硬化會導致肝細胞受損，這時一定要遵守食物療法的原則，幫助肝細胞再生。包括肝細胞在內，肝臟功能的主要物質——酵素，以及與病毒作戰的白血球，和負責免疫的物質等主要成分都是蛋白質，因此，充分攝取蛋白質才能提高肝細胞的功能。

事實上，實施蛋白質限制的肝硬化患者，與目前進行食物療法的患者的生存率相比較，攝取高蛋白質的現在的患者症狀比較好，而且比較長生。

蛋白質是由氨基酸所構成的，而氨基酸分為能夠在體內合成與無法在體內合成的氨基酸。無法在體內合成的氨基酸必須從食物中攝取，這些氨基酸稱為必須氨基酸*1。必須氨基酸包括賴氨酸和色氨酸等，共有八種。也就是說，對我們的身體而言，良質蛋白質是指必須氨基酸組合良好，能夠使蛋白質充分利用的蛋白質。必須氨基酸在魚、肉、蛋等動物性食品中含量比豆腐等植物性蛋白質中含量更多。但是，即使氨基酸組成很好，也不能光是吃魚、肉或蛋。像豆腐或納豆等植物性蛋白質，含有動物性蛋白質中所沒有的幾種氨基酸，為了取得氨基酸的平衡，最理想的方法，就是動物性和植物性兩種蛋白質都要攝取。

◆一天最少攝取八十公克

動物性和植物性蛋白質合計一天至少要攝取八十公克。但是，雖說蛋白質很好，若一天攝取幾百公克的蛋白質也會對肝臟造成負擔。此外，攝取大量蛋白質，若不一併攝取醣類（碳水化合物）的話，則蛋白質也無法被有效利用。

要有效加以利用肉、魚、蛋、豆腐等蛋白質，必須每餐都要吃飯、麵包、麵等含有醣類（碳水化合物）的主食。

蛋白質的供給源食品，請參照左表。

一般而言，要增加蛋白質，大都會偏重攝取肉、魚或蛋等，但與其把魚或肉當成一品料理煮一大盤，還不如利用筑前煮，或是燉肉等在肉中加上很多蔬菜的方式來烹調，就能防止蛋白質攝取過多。

＊1 **必須氨基酸** 構成蛋白質的二十種氨基酸當中，對人類而言是必要卻又無法在人體內合成的氨基酸。必須氨基酸包括異白氨酸、白氨酸、賴氨酸、蛋氨酸・胱氨酸、苯丙氨酸・酪氨酸、蘇氨酸、色氨酸、纈氨酸等八種。

富含良質蛋白質的食品

魚貝類	鰺魚、秋刀魚、沙丁魚、虱目魚、鰹魚、鮪魚、鯡魚、鰈魚、鯛魚、鱸魚、牡蠣、蝦、文蛤、乾貝、蠑螺等
肉類	牛或豬肩肉、里脊肉、雞胸肉(去皮)等
大豆製品	豆腐、納豆、青菜絲油豆腐、油豆腐塊、油炸豆腐、豆漿、麥麩等
蛋・乳製品	雞蛋、鵪鶉蛋、牛奶、鬆軟白乾酪、酸乳酪等

▶秋刀魚、沙丁魚、虱目魚等青背魚，富含容易消化吸收的良質蛋白質，以及維他命、礦物質。另外，也含有能夠預防動脈硬化的ＥＰＡ(二十碳五烯酸)以及使腦細胞活性化、防止痴呆的ＤＨＡ(二十二碳六烯酸)等的脂肪酸。

氨基酸價 ＦＡＯ（聯合國糧農業組織）所設定的氨基酸成的模型。蛋白質的營養價由必須氨基酸與其他氨基酸平衡來決定的，ＦＡＯ認為蛋等最均衡，理想的蛋白質一〇〇的營養價。此外，牛奶鰺魚、鮭魚、豬肉、雞肉、肝（營養價皆為一〇〇）、酪（九一）、豆腐（八二）蛤仔（八一），都是氨基酸較高的食品。

食物療法③　蛋白質的攝取方法

高明攝取蛋白質的秘訣為何？

氨基酸組成良好的蛋白質，在體內會完全被利用。良質蛋白質就是指氨基酸組成良好的蛋白質。實際擬定菜單時，包括動、植物性蛋白質在內，要攝取各種蛋白質，對肝臟而言才是理想的攝取方法。

◆避免脂肪較多的肉

雖然蛋白質很重要，但是絕對不能吃脂肪較多的肉。多餘的脂肪會成為熱量蓄積在皮下或內臟，成為肥胖的根源。吃肉時要選擇瘦肉或雞胸肉等脂肪較少的部位。

關於這一點，魚貝類和豆腐、納豆等大豆製品含有良質蛋白質，同時含有肝臟容易缺乏的脂肪酸，因此可以安心攝取。

魚貝類中像沙丁魚和鰺魚等青背魚，含有很多的ＥＰＡ（二十碳五烯酸）或ＤＨＡ＊1（二十二碳六烯酸）等不飽和脂肪酸＊2，具有降低血液中膽固醇值＊3的

蛋白價較高的食品

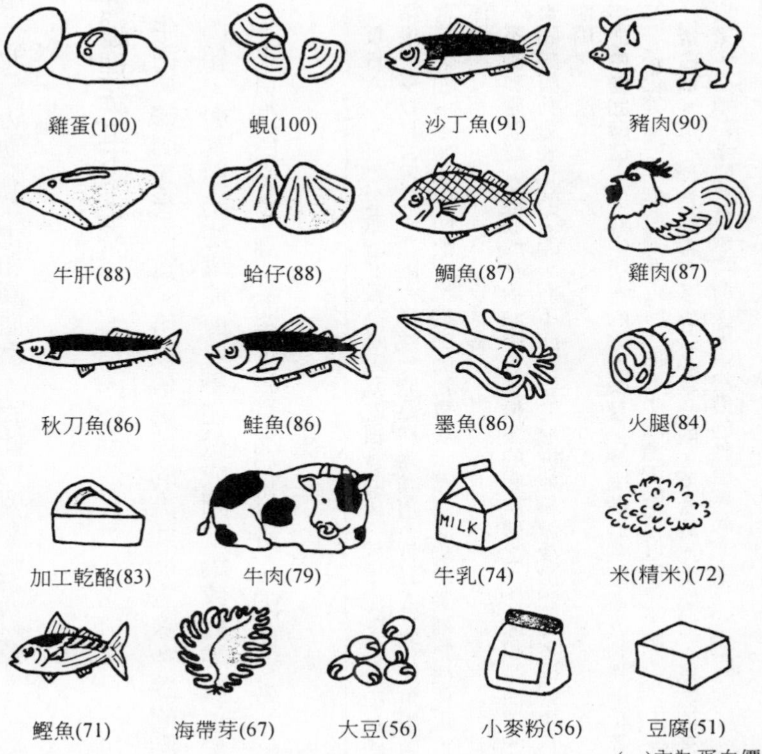
雞蛋(100)
蜆(100)
沙丁魚(91)
豬肉(90)
牛肝(88)
蛤仔(88)
鯛魚(87)
雞肉(87)
秋刀魚(86)
鮭魚(86)
墨魚(86)
火腿(84)
加工乾酪(83)
牛肉(79)
MILK
牛乳(74)
米(精米)(72)
鰹魚(71)
海帶芽(67)
大豆(56)
小麥粉(56)
豆腐(51)

(　)內為蛋白價

▲有菜園之肉之稱的大豆，除了脂肪以外，還含有 35%的蛋白質。大豆所含的必須氨基酸中含硫氨基酸(蛋氨酸・胱氨酸)較少，因此蛋白價稍差，不過，賴氨酸較多，故是不亞於肉類的高蛋白食品。要積極利用納豆、豆腐等大豆製品。

▲米的成分幾乎都是碳水化合物，蛋白質的含量是糙米為 7%，白米為 3%，比較低，但是都含有均衡的必須氨基酸，與其他的穀類相比，蛋白價較高。不過，光是靠米補充蛋白質，量不夠，必須要與肉、魚、大豆製品等富含蛋白質的食品搭配組合使用。

作用，能預防動脈硬化和高血壓，因此也要多吃魚貝類。

◆在調理法上下工夫

牛肉、豬肉等蛋白質，可以依調理的方式而去除多餘的脂肪，防止攝取過多熱量。例如，與其用奶油或油煎，不如做成涮涮鍋或紅燒肉，較能減少脂肪。肉的蛋白質，不只蛋白價*4高，而且也容易消化吸收，因此要多花點工夫來攝取。

---

*1 **DHA** 「日本兒童智商較高是因為吃很多的魚」，這個學說是由英國的學者所發表的，結果使得DHA（二十二碳六烯酸）開始嶄露頭角。DHA是在鮪魚眼睛裡以及青背魚中所含的魚油（不飽和脂肪酸），經由動物實驗，確認能夠使腦細胞活性化，同時也具有抗過敏作用。

*2 **不飽和脂肪酸** 魚油或食物油中含量較多的脂肪酸之一。肉和奶油等的飽和脂肪酸是造成膽固醇與動脈硬化的原因，而不飽和脂肪酸則能夠減少膽固醇，同時也具有抑制動脈硬化的作用。

*3 **血中膽固醇值** 血液中所含的膽固醇量。膽固醇過剩是造成動脈硬化等成人病的原因。因為肝硬化等而肝功能急速減退時，血液中的膽固醇值反而會下降。

*4 **蛋白價** 每一種食品含有多少必須氨基酸、所含的比例為何，以數值來加以表示，稱為蛋白價。必須氨基酸含量越均衡，則蛋白價的數值越高。

食物療法④　維他命的作用

肝臟病患者要多攝取維他命嗎？

維他命是在肝臟代謝蛋白質及醣類時，不可或缺的營養素，一旦缺乏的話，身體就會有各種毛病。罹患肝臟病以後，肝功能會減退，因此維他命的代謝機能受損，容易導致慢性維他命缺乏症，所以肝臟不好的人更需要攝取維他命。

◆保持健康不可或缺的維他命

肝臟會將自體外攝入的維他命貯存、活性化，並進行代謝，使其在體內容易利用。維他命能幫助在肝臟代謝蛋白質及醣類時發揮作用的酵素，也能發揮觸媒的作用，使得營養素有效地被利用為身體的成分。所以維他命是我們健康生活不可或缺的營養素。

以前，缺乏維他命A時會患夜盲症，缺乏維他命B_1時會罹患腳氣。對人體而言，雖然需要量只有一點點，但一旦缺乏其中一種，身體便無法順暢發揮機能，這就是

維他命不足所引起的缺乏症及其預防效果

維他命名稱	主要缺乏症	成人所需量	對這些疾病具有預防效果
維他命A	夜盲症、口角炎	2000IU	眼病、癌症、感冒、皮膚病、骨折
維他命B_1	腳氣、多發性神經炎	1.0 mg	神經痛、手腳麻痺、浮腫、心臟病、糖尿病、癌症、焦躁
維他命B_2	口角炎	1.4 mg	動脈硬化、疲勞、糖尿病
維他命B_{12}	貧　血	$3\mu g$	惡性貧血、癌症
葉　酸	貧　血	$400\mu g$	惡性貧血、癌症、食物中毒
膽　鹼	脂肪肝、肝硬化	150～500 mg	膽固醇增加、肝臟病、老人性痴呆症
維他命C	壞血病	50 mg	白內障、糖尿病、感冒、腦中風、骨折、癌症、心臟病、疲勞、肩膀痠痛
維他命E	不孕症(老鼠)＊	10 mg	老化、高血壓、動脈硬化、手腳冰冷症、癌症、更年期障礙、肝臟病、腦中風、糖尿病

＊是( )內的動物實驗發現左記的結果

維他命的重要性。大部分維他命都是體內無法生產的，因此必須經由食物的攝取才能得到。

◆肝臟病患者容易造成維他命缺乏的原因

肝臟具有貯存維他命、隨時都可以使用的作用，一旦罹患肝臟病時，貯存能力會減退。因此肝臟病患者易致維他命不足。

身體為了要有效活用維他命，必須將維他命變為活性型的維他命。肝臟負責這個任務，一旦罹患肝臟病以後，因為無法使維他命活性化，所以要比健康人攝取更多維他命。

◆喝酒的人更需要補充維他命

肝臟具有處理及解毒酒精的作用，但若飲用大量的酒，維他命的消耗量會增加，而使維他命活性化的能力就會減退。喝酒的人即使沒有罹患酒精性肝障礙，也要多攝取一些維他命Ｂ類。

和維他命同樣重要、不可忽略的就是鐵、鈣、鉀、鎂、鋅、磷等礦物質。礦物質是保持身體發揮正常作用的重要營養素。對身體而言，礦物質和維他命是必要而不可或缺的物質，一定要充分補充來恢復體調才行。蔬菜和水果、海藻類是維他命和礦物質的供給源，為理想食品，所以每天都要攝取。

酒精與維他命　維他命能促進肝臟代謝作用與解毒作用順暢地進行，其中最重要的是維他命Ｂ群。維他命 B_1 能夠促進醣類的代謝，B_2 能夠促進脂肪的代謝，同時也能幫助酒精的解毒。大量攝取酒精時，肝臟忙著代謝脂肪、處理酒精，當然就會造成維他命Ｂ群的不足。

鋅　在礦物質當中，大家都知道鐵和鈣，但是很少人知道鋅的效用。生蠔、小魚乾中含有較多的鋅，為微量元素，一旦不足，會造成免疫力減退、味覺異常。肝炎患者一定要努力地攝取鋅。

食物療法⑤　維他命的攝取方式

如何有效的攝取維他命呢？

維他命無法由體內製造出來，因此要從食物中攝取，合理的攝取方法是盡可能吃多種食品。包括黃綠色蔬菜在內，肉和魚貝類、油脂、種子類含有肝臟功能不可或缺的各種維他命，所以要均衡的攝取才行。

◆只能從食物中補充維他命

維他命與蛋白質等多數營養素不同，在食品中的含量非常少。但是，若缺乏微量維他命時，會使體調崩潰、罹患疾病。而且維他命和荷爾蒙不同，無法在體中合成，只能經由食品中攝取。

維他命不像蛋白質或脂肪、碳水化合物等，能夠成為熱量源，無法構成體細胞，但卻是使這些營養素能順暢發揮作用的潤滑油。

◆肝炎需要維他命A、B、C，酒精性肝障礙需要維他命B_1、B_2、B_3

肝炎患者因肝功能較弱，故容易缺乏維他命。其中特別容易缺乏的是維他命Ａ、Ｃ、Ｅ。而維他命Ａ、Ｃ、Ｅ有維他命的王牌（ＡＣＥ）之稱，具有提高免疫力的作用。因肝炎病毒而受損的肝功能減退時，肝臟一定要攝取這些維他命。

酒精性障礙時容易缺乏維他命B_1、B_2、B_{12}、葉酸*1等，所以大量攝取含有維他命Ｂ群的食品，才不會對肝臟造成負擔。

此外，有些維他命能溶於水（水溶性），有些能溶於油（脂溶化）。如果要防止維他命消失而有效加以攝取的話，必須要選擇適合各種維他命的調理法。

富含維他命的食品

維他命A(脂溶性)	雞肝、豬肝、牛肝、八目鰻、乳瑪琳、荷蘭芹、胡蘿蔔、茼蒿、蘿蔔葉、小油菜、蛋黃
維他命B_1(水溶性)	胚芽米、小麥胚芽、糙米、豬肉、火腿、海苔、芝麻、花生、八目鰻、牛肝、燕麥、全麥麵包
維他命B_2(水溶性)	胚芽米、八目鰻、沙丁魚、虱目魚、鰈魚、煉乳、牛肝、雞肝、乾香菇、鵪鶉蛋、雞蛋
維他命B_{12}(水溶性)	豬肝、生蠔、鯡魚
葉酸(水溶性)	大豆、菠菜、胡蘿蔔、南瓜
維他命C(水溶性)	荷蘭芹、菠菜、青椒、花椰菜、小油菜、草莓、菜花、高麗菜、蓮藕、高麗菜心
維他命E(脂溶性)	鰻魚、鰹魚、秋刀魚、鮪魚、鯵魚、大豆油、芝麻油、玉米油、大豆

◆維他命含量較多的食品

維他命含量較多的食品如前頁表所示。不要偏重特定的食品，均衡的攝取才能使肝臟健康。

◆調理的秘訣

維他命A、D、E為脂溶性維他命，因此和油一起調理能提升吸收率。例如維他命A含量較多的胡蘿蔔，與其生吃還不如用油炒一下，才是合理的烹調法。

此外，維他命C和B群是水溶性維他命，若長久浸泡在水中容易使維他命流失。一定要快速烹調為其秘訣。

＊1 **葉酸** 維他命B群之一。能夠預防貧血，同時具有促進發育的作用。

水溶性維他命與脂溶性維他命 水溶性維他命大量攝取後，即使超過身體的所需量，也會成為尿液排出體外。但是脂溶性維他命與油具有親和性，因此不會隨著水分排出體外。如果以維他命劑等的形態大量攝取脂溶性維他命，就會引起過剩症，但是如果從食物中攝取，那就不必擔心了。

調理所流失的維他命損失率 維他命A為一〇～二〇%，B_1為三〇%，B_2為二五%，C為五〇%的損失率。蔬菜中富含維他命C，用水清洗時損失較大，而且經由加熱也會流失。為防止維他命的流失，則要快速完成蔬菜料理。

食物療法⑥　脂質

聽說肝臟病患者不要攝取脂質比較好？

以前的食物療法會限制脂質，不過現在除了脂肪消化不良的黃疸時期外，像平常一樣攝取也沒關係。脂質分為奶油、豬油等動物性油脂，以及芝麻油、菜籽油等植物性油脂，最重要的是取得其中的平衡。

◆為何需要脂質

奶油和植物油，以及從肉和魚中所攝取的脂質，是我們身體的重要熱量源，全熱量的百分之二十五是由脂質所供給的。在肝臟代謝的脂質會變成磷脂質或膽固醇、中性脂肪，構成細胞膜，也當成性荷爾蒙或副腎皮質荷爾蒙、膽汁酸的素材來使用。

此外，脂質能夠促進維他命的吸收，像維他命A或E等肝臟病患者容易缺乏的脂溶性維他命，可利用脂質幫助其有效地吸收。也就是說，要有效地利用脂溶性維他命，必須得攝取脂質。

◆脂質攝取過剩會成為成人病的根源

即使不下意識地攝取植物油或奶油，平常我們所吃的食物中就含有許多脂質。像牛肉或豬肉、魚、堅果類中含有充分的我們所需的脂質，因此使用油的料理或蛋黃醬、調味料等，可能會造成脂質攝取過多。脂質能夠供給醣類和蛋白質二倍以上的熱量，所以攝取過剩會成為肥胖的原因。肥胖是引起脂肪肝和糖尿病等成人病的關鍵，因此，不必刻意攝取太多脂肪。

膽固醇太多對身體不好，現在已經是常識。但是，膽固醇分為HDL＊1與LDL兩種，與成人病有關的是LDL膽固醇。LDL膽固醇在血液中過剩增加時，會沈著於血管壁，使血管變細、失去彈性，成為動脈硬化與高血壓的原因。因此，LDL被視為壞膽固醇。

膽固醇是在肝臟中由醣類和脂質所合成，若吃了含太多脂質的食品，會使膽固醇生產過剩。特別是牛肉和豬肉中所含的中性脂肪容易變成壞膽固醇，故不能吃太多。

◆植物性脂質與動物性脂質的比例

脂質分為動物性與植物性兩種。肝臟病患者因為要攝取蛋白質，故肉和魚會吃太多，結果造成動物性脂肪攝取過剩。植物性與動物性油的攝取量比，應是植物性油一・五比動物性油一最為理想。烹調時與其使用奶油或豬油，還不如使用芝麻油、菜籽油、人造奶油等植物油。

舊的油或是魚乾，對肝臟而言是有害的。因為氧化的油和食品會在肝臟中造成有害過氧化脂質增加，所以要儘可能使用新的食品油。

此外，速食麵或洋芋片等加工食品也使用大量油脂，而且舊油脂容易氧化。速食品會加入氧化防止劑等食品添加物，對肝臟不好的人而言並非是好食品。對健康人而言也是如此，所以要盡量避免吃速食品或加工食品。

＊1　ＨＤＬ膽固醇　膽固醇之中的ＨＤＬ膽固醇，具有附著於血管，排除膽固醇的作用，故有好膽固醇之稱。飲酒之後，ＨＤＬ膽固醇會增加，但是酒的害處仍然存在，宜有所節制。

食物療法⑦ 醣類

醣類具有何種作用呢？

飯和麵中所含的醣類當成葡萄糖被消化吸收以後，在肝臟中以糖原＊1的形態貯存起來，必要時再變為葡萄糖，當成身體的熱量來使用。要使肝功能有效發揮作用，糖原是必要且不可或缺的物質。

◆缺乏醣類時

醣類是我們身體熱量的來源，為重要的營養素。如果缺乏醣類的話，蛋白質會被當成熱量源消耗掉。因此，特意攝取的蛋白質不能用來修復肝細胞，反而變為熱量來使用。蛋白質變為熱量時會產生有毒的氨，對必須要解毒的肝臟而言，更會增加負擔。

因此，要有效利用蛋白質而不增加肝臟的負擔，就必須好好攝取醣類。

富含醣類的食品（可食部 100g 中）

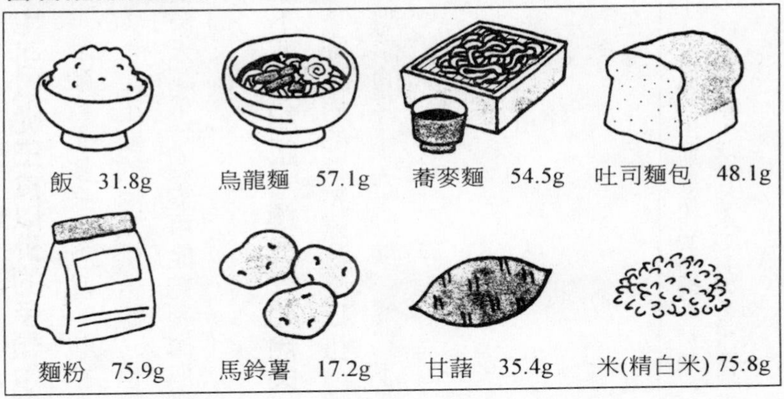

醣類代謝的構造

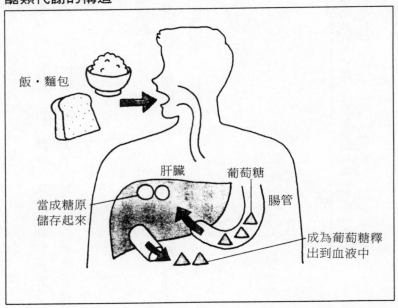

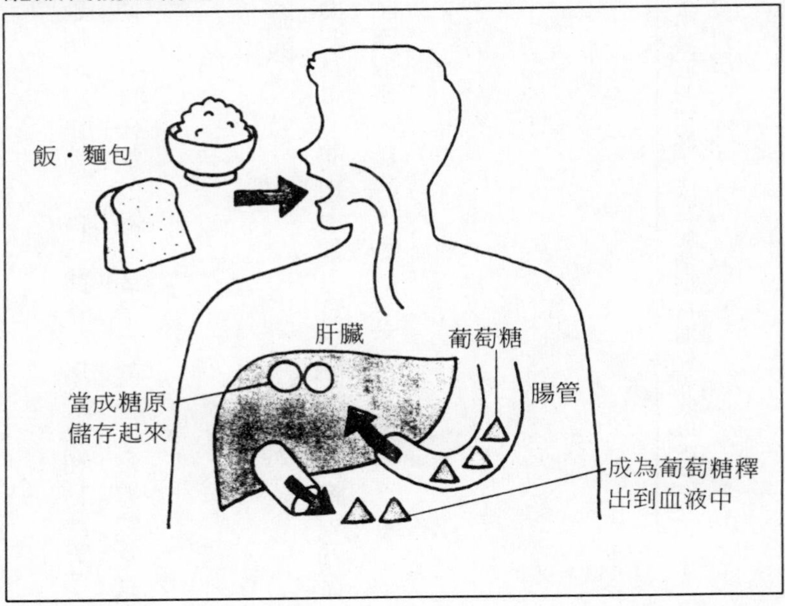

◆也可以從主食以外的芋類中攝取

醣類含量較多的食品，包括飯、麵類、麵包等主食。此外，馬鈴薯和甘藷等芋類，也是重要的醣類供給源。但是，使用許多砂糖的點心或清涼飲料，會導致營養平衡失調，故要盡可能控制攝取量。

◆不要忘記飯、麵包要和魚肉一起攝取

肝臟病的食物療法是以蛋白質的攝取為主，而想用蛋白質來修復肝細胞，就需要醣類的存在。所以每一餐都不要忘記攝取飯、麵包、麵類等主食。

＊1　**糖原**　由葡萄糖所製造的多糖類。從穀類中攝取的糖類，成為葡萄糖被消化吸收以後，於肝臟代謝，成為糖原，必要時可當成熱量加以利用。

日常生活① 生活的基本

聽說肝臟病時靜養為第一要件？

對於肝臟病患者而言，靜養特別重要。急性肝炎患者出院後在自宅療養，一定要避免操勞以免轉移為慢性肝炎。慢性肝炎或肝硬化沒有自覺症狀，而肝功能又穩定的話，基本上可與健康人過同樣的生活。但絕不能操勞，平時就必須注意不要讓疲勞積存。

◆什麼是肝臟病的靜養？

靜養就是讓身體休息，但肝臟病則是除了吃東西和上廁所以外，都要躺下來休息。

肝臟病絕對需要靜養，是為了使到達肝臟的血流量增加所致。要修復因肝炎病毒而遭到破壞的肝細胞，就需要由血液所運送來的各種營養和氧。送達肝臟的血液供給量，在躺下時為一百，而站立時只有百分之七十～八十，肝臟受損的程度愈嚴重，則愈需要充分的血液送達肝臟。

因此，急性肝炎及慢性肝炎、肝硬化的增惡期*1特別需要靜養。

①急性肝炎時

急性肝炎時，肝功能恢復、出院以後，必須在自宅進行一～二個月的療養。這時如太操勞，可能會轉移為慢性肝炎，所以一定要充分的靜養以及足夠的睡眠，過著規律正常的生活。

②慢性肝炎時

與急性肝炎不同在於需要長期治療，因此要進行自宅的日常生活管理。

倦怠或食慾不振等自覺症狀消失、肝功能穩定（ＧＯＴ或ＧＰＴ為一百以下）時，便可以過著與健康人同樣的生活，也可以回到社會及工作崗位上。但是，如果是慢性肝炎的增惡期，就特別需要靜養。

③肝硬化時

肝功能顯著減退，故不能與慢性肝炎採用同樣的處理方法，不過若症狀穩定的話，也能過著普通的生活。但絕不能操勞，日常生活或工作都要維持在必要的最低限度，不能增加肉體的負擔，而要靜養並獲得充分的睡眠。此外，與慢性肝炎同樣的，是在增惡期特別需要靜養。

◆規律正常的飲食

關於飲食的內容，已在本章前半段詳細為各位敘述過，請參照。簡單為各位整理敘述一下食物的攝取方法。絕對不可以不吃早餐或午餐，或是吃點心和宵夜，這種不規律的飲食會增加肝臟的負擔，一定要避免。一天三餐一定要好好吃以攝取均衡的營養，才是體貼脆弱肝臟的作法。

◆調整排便

慢性肝炎或肝硬化的人，平常就必須注意調整排便，肝臟病患者一旦便秘會使疾病惡化，因此要多攝取含有豐富食物纖維的蔬菜、水果及海藻類，以避免便秘。

◆定期檢查肝功能

慢性肝炎患者至少兩個月一次、肝硬化的人至少二～三週要去看專門醫師一次，以檢查肝功能。慢性肝炎或肝硬化完全沒有自覺症狀，但也許某一天肝功能突然會惡化。

因此，要正確掌握自己的肝功能狀態，同時為避免病情更為惡化，一定要定期看門診、接受檢查。

＊1 **增惡期** 病情暫時惡化的時期。

需要住院的時候 因為肝炎而需要住院的情況，是突然肝炎惡化或要進行肝臟切片檢查等檢查時。精密檢查需要住院二、三天～一週左右。

便秘與肝臟病 在人類腸內棲息一〇〇兆個以上的腸內細菌，便秘時，腸內細菌的平衡瓦解，會產生胺、吲哚、氨等的有害物質。這些物質被腸吸收以後送到肝臟分解、處理，但是如果有害物質較多，則會增加肝臟的負擔，使肝臟病惡化。尤其肝硬化患者肝功能減退，無法分解的有害物質直接到達腦，就會引起肝性腦症。

日常生活②　與工作兩立

回到工作崗位後必須注意哪些問題？

並不是說肝臟不好就不能回到社會。現在有很多人在工作與療養生活上能夠兩立。但是絕不能做操勞的工作使疾病惡化。回到工作崗位上後，還是必須要優先考慮自己的健康。

◆飯後要靜躺，減少肉體及精神的負擔

回到社會以後，要避免與他人以同樣的步調工作。不可不斷地加班，或是從事消耗熱量的肉體勞動工作，這些都是必須限制的。同事加班而只有自己回家，當然會不好意思，但是必須以健康為優先考慮。

況且，周圍的人也要了解到當事人的疾病。

上班時盡可能選擇時差出勤的方式。進行時差出勤就可以搭乘比較空的車子、輕鬆地出勤，以避免因出勤時車輛擁擠而造成壓力*1積存。

GOT、GPT 的值與日常生活

▶GOT、GPT　200 以上

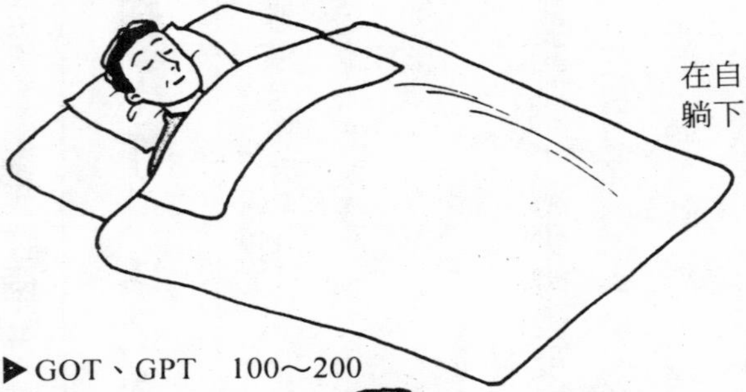

在自宅療養時，要躺下充分靜養。

▶GOT、GPT　100～200

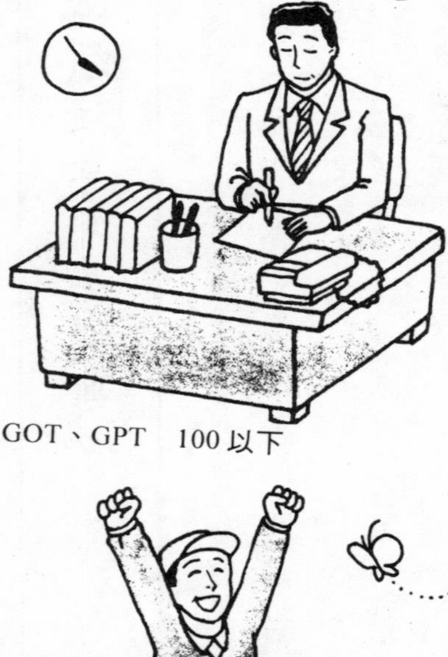

如果不會操勞，則可以回到工作崗位上，但是工作量只能維持在必要最低限度而已，不可加班。飯後要靜躺 1 小時。

▶GOT、GPT　100 以下

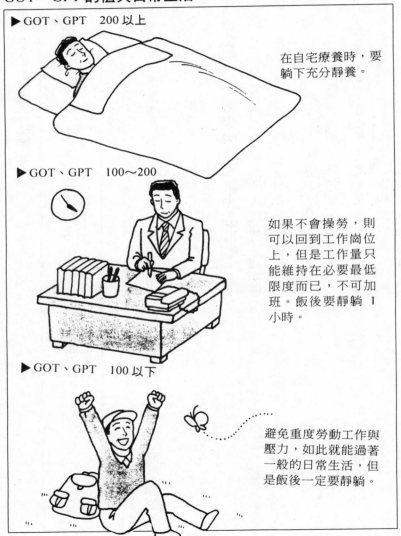

避免重度勞動工作與壓力，如此就能過著一般的日常生活，但是飯後一定要靜躺。

吃完午餐後，與自宅療養時同樣的要充分靜躺。盡可能躺下來五～十分鐘。利用沙發短時間地讓身體休息。不只在飯後，工作中感覺累的時候，也要讓身體休息。

出差會使肉體和精神的負擔增大，所以要盡可能避免。此外，公司的交際應酬、喝酒會導致疾病惡化，故要愼重其事。肝臟病是必須長期處理的疾病，所以不要勉強自己，更須擁有足夠的靜養和睡眠。

＊1　**壓力**　工作所引起的壓力不會直接損害肝臟，但是壓力所造成的焦躁、失眠、食慾不振，會對肝臟造成不良的影響。高明地消除壓力才能長期與肝臟病和睦相處。

日常生活③ 其他要注意的重點

肝臟病患者在平常生活中有沒有特別的限制呢？

肝臟病患者只要不勉強，可以過著與健康人同樣的生活。在運動方面也沒有全面禁止，飲食方面也不像糖尿病一樣，受到嚴格的熱量限制。

◆戒菸比較好

雖然無資料顯示菸會直接損害肝臟，但是菸中的尼古丁和焦油等有害物質對肝臟不好。

攝取咖啡和香辛料之後，不會直接損害肝臟。但若一天喝幾杯咖啡會傷胃，故一天只能喝一～二杯。

香辛料若少量使用的話，即使菜的味道較淡，吃起來也覺得非常美味，可增進食慾。

長時間泡熱水澡會增加身體的負擔並消耗熱量。因此肝臟不好的人長時間泡熱水澡，疲勞會不減反增。盡可能泡溫水澡才能減少疲勞。夏天時淋浴即可。

慢性肝炎或肝硬化的人，二天或三天泡一次澡，如果是急性肝炎患者，在肝功能穩定之前絕對不能泡澡。

◆利用運動轉換心情

除了肝硬化患者以外都可以做適度運動。但若有自覺症狀或肝功能減退的人，則另當別論。

運動要僅止於消除壓力及轉換心情的程度，像踢足球或登山等對肉體負擔較大的運動則要避免。由肥胖所引起的脂肪肝，原因是熱量攝取過多，因此要積極的活動身體，以減輕體重。

◆不能大量使用藥物

肝臟不好的人不能隨便服用藥物。藥雖然能治療疾病，對於肝臟而言，卻是一種毒。與酒同樣的，藥在肝臟進行分解處理，故任意服用藥物反而會造成肝臟的負擔。

日常生活的注意事項

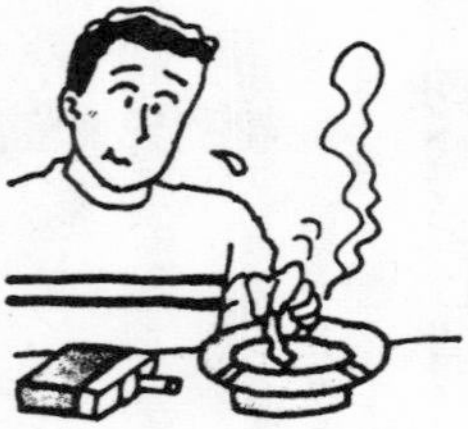

煙中所含的尼古丁等有害物對身體不好，最好戒煙。

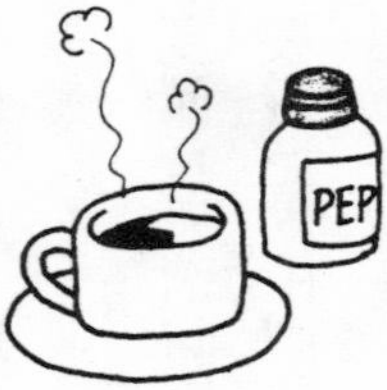

避免過度攝取咖啡與香辛料。

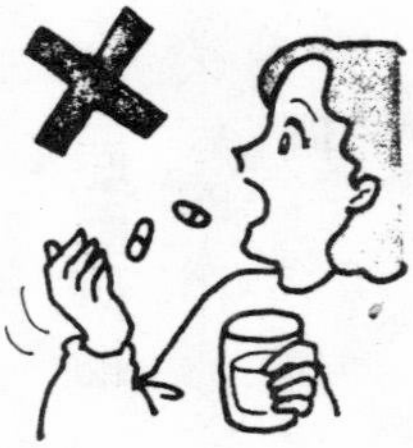

勿服用太多的藥物。

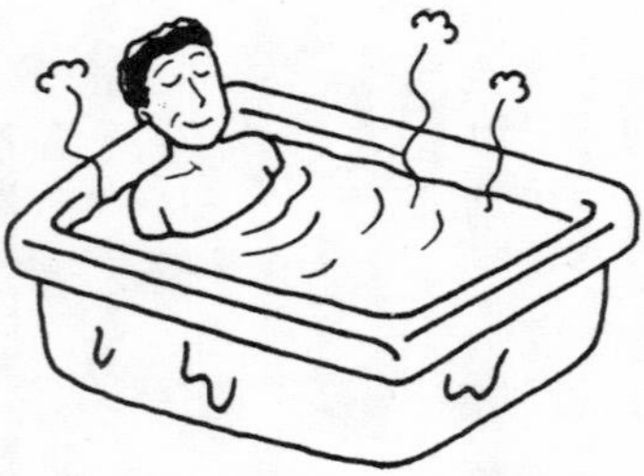

長時間泡熱水澡會增加肝臟的負擔，只能夠泡溫水澡。

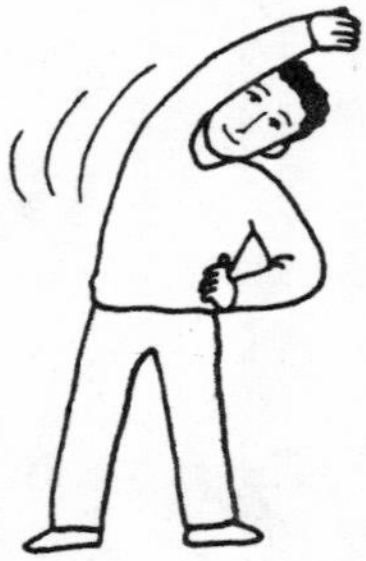

運動僅止於轉換心情的程度，過度運動會造成肉體疲勞，要注意。

此外，肝功能減退時服用藥物，要分解藥物就要花較長的時間，而且容易產生藥物的副作用。尤其是罹患肝臟病以外疾病的人，接受醫師的指示服藥的話，一定要將詳情告知醫師。

肝臟病與溫泉 據說有些溫泉對於脂肪或膽結石有效，但實際效果令人懷疑。溫泉，只能當成轉換心情的休閒活動來進行。

與酒的相處法①

為什麼酒對肝臟不好呢？

對喜歡喝酒的人而言，堪稱為一大樂事的酒，對肝臟而言卻是一種毒。肝臟處理酒的能力，體重一公斤僅限於一百毫克，故秘訣就在於不要喝超過這種限度的酒。

◆乙醛的害處

進入體內的酒精，大部分都由肝臟進行解毒處理。而分解酒精時所產生的乙醛物質在血液中增加，就會使血壓上升、呼吸紊亂。

乙醛藉著兩種酵素的作用分解為水和二氧化碳，排泄到體外。喝酒時會酒醉，而第二天卻若無其事，就是因肝臟能分解、解毒處理酒精所致。

但肝臟處理酒精也有一定的限度。肝臟處理酒精的能力，一公斤一小時能處理的酒精為一百毫克。以日本酒來換算的話大約六壺，這是肝臟一整天所能處理的酒精量。且肝臟的工作不只是處理酒精而已，故當然會對肝臟造成負擔。

酩酊度與酒量的標準

酩酊度	酒精血中濃度	酒量
微熱爽快期 感覺頭腦清醒 臉上顯得興奮 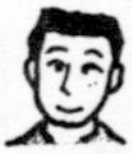	0.01～0.02%	威士忌單份 1 杯 啤酒 1 小瓶 日本酒 5 勺
爽快期 情緒比先前 更興奮 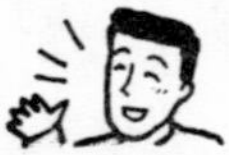	0.02～0.04%	威士忌雙份 2 杯 啤酒 1 大瓶 日本酒 1 壺
微醺初期 脈搏跳動加速 動搏大笑 說話流利 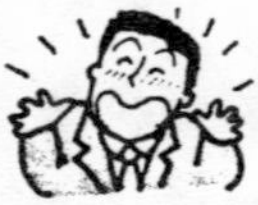	0.04～0.10%	威士忌單份 2～5 杯 啤酒 1～2 大瓶 日本酒 1～2 壺
微醺極期 非常興奮 容易生氣 站不穩 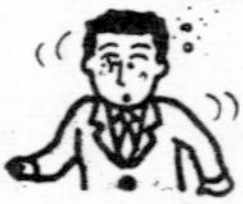	0.11～0.15%	威士忌單份 6～7 杯 啤酒 3 大瓶 日本酒 3 壺
酩酊期 步伐不穩 反覆說相同的話 會嘔吐 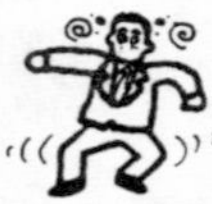	0.16～0.30%	威士忌雙份 5 杯 啤酒 5～7 大瓶 日本酒 5 壺
爛醉期 跌倒後爬不起來 語無倫次 意識不清 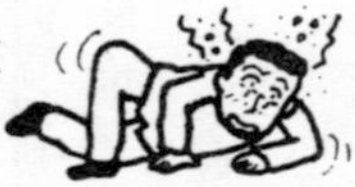	0.31～0.40%	威士忌 1 瓶 啤酒 8～10 大瓶 日本酒 7 壺～1 升

當肝臟拚命處理酒精時，就會忽略脂肪的代謝，而成為脂肪肝的原因，此外，酒精分解時所產生的乙醛是毒性物質，也會使細胞受損。

也就是說，酒喝得愈多對肝臟造成的負擔愈大。

◆飲酒的範圍僅限於不會對肝臟造成負擔

不會對肝臟造成負擔的酒量，是一天能處理量的一半到三分之一。當然具有個人差及性別差，不能一概而論，但日本酒大約為二壺、啤酒為二瓶、威士忌（單份）為四～五杯。酒的攝取量與酩酊度如上頁所示，可以參考來了解自己的適合量。

如果忽略肝臟的處理能力，長期大量攝取酒精的話，就會無可避免地出現肝硬化等酒精性肝炎。

一般而言，一天喝日本酒五壺以上持續十五年，大約有百分之七十以上的人罹患肝硬化。尤其女性因荷爾蒙的關係會比男性容易受到酒精之害，要特別注意。最近，女性酒力極佳者雖然增加了，但還是不要任意飲酒較好。

酒精性肌肉障礙　酒精不僅對肝臟不好，對於肌肉也會造成傷害。例如飲酒過度，小腿肚會疼痛。更嚴重時，存在於肌肉中的肌紅蛋白物質在到達腎臟的途中會阻滯，引起肌肉障礙，導致腎不全。長期大量持續飲酒，免疫力減弱，容易感染細菌及病毒。

與酒的相處法②

很會喝酒和不會喝酒的人有何分別？

飲用同量的酒，有人會喝醉、有人不會，全是因為酒精分解時所產生的乙醛所致。酒醉的元凶是乙醛，分解酵素的作用較強的人喝酒也不易醉。但是，並非善於飲酒的人其肝臟就很強。

◆宿醉的元凶

會喝酒和不會喝酒的人差別在何處呢？有的人喝半杯清酒就會滿臉通紅，有的人喝將近一升也若無其事。難道這些很會喝酒、被稱為酒豪的人，就表示他的肝臟很強嗎？

答案不在於肝臟的強弱，而在於體質上，當酒精進入體內被分解時所產生的乙醛，是否容易在血液中增加。

胃及小腸所吸收的酒精運送到肝臟以後，藉著乙醇脫氫酵素的作用而變換為乙醛物質。

乙醛會對我們的身體產生各種作用。喝酒以後臉紅、脈搏跳動次數及呼吸快速、血壓上升，全都是乙醛在血中增加所產生的現象。

◆乙醛分解酵素較少的人容易喝醉

分解乙醛的酵素有二種。一種就是乙醛必須在高濃度才能發揮作用的酵素，另外一種則是在低濃度時也能發揮作用的酵素。而體內具有兩種酵素時，乙醛會被大量分解掉，所以不容易酒醉。但若有人欠缺在低濃度下發揮作用的酵素，乙醛就無法被分解而在血液中增加，因此比別人更容易喝醉酒。

有人說多喝酒鍛鍊酒力，就能愈喝愈強。的確，對於沒喝過酒的人，常年飲酒能增強酒力。

但是除了兩種酵素以外，還有一種ＭＥＯＳ＊1酵素對於乙醛的分解也能發揮作用。ＭＥＯＳ也是進行其他藥物分解的酵素，卻也能幫助乙醛的分解。持續飲酒能提高ＭＥＯＳ的活性，因此就算喝很多酒也不易醉。

但就算不會醉，也不表示肝臟很強。拜ＭＥＯＳ的活性之賜，能喝很多酒，但持續下去就會形成酒精性脂肪肝，甚至變為肝硬化。因此，不要認為自己很會喝酒而感到自負，像這類人反而更容易過量。

此外，如果是缺乏低濃度乙醛分解酵素的人，再怎麼鍛鍊也無法喝很多酒，因此要多注意。

最近，擅於飲酒的女性比男性增加得多，但這並不是說女性的肝臟比男性的還強。事實上，女性的肝臟比男性更容易受損。大量飲酒可能會導致酒精性肝硬化，因此酒豪女性要特別注意，不要喝的太多。

酒精性肝硬化死亡者較多的國家　一天平均喝七〇〇cc葡萄酒的法國，肝硬化死亡者數居全世界之冠。其次是德國、義大利。相反的，酒精耗量比較少的斯里蘭卡和埃及，很少人因為肝硬化而死亡。

＊1　MEOS　微粒體乙醇酸酵素的簡稱，與乙醛同樣的，和乙醇的處理與分解有密切的關係。這個酵素與酒精攝取量成正比，會增加。平常大量喝酒的人，分解酒精的能力高於平常不喝酒的人。

懷孕與飲酒　母親在懷孕初期持續喝酒，則有生下胎兒性酒精症候群之嬰兒的危險性。喜歡喝酒的女性，在懷孕或授乳期一定要戒酒。

與酒的相處法③

要使酒為百藥之長必須注意哪些事項？

酒喝太多的確是百害而無一利，但適度飲酒能促進血液循環，有助於發散壓力。若要巧妙地與酒相處，遵守適量的原則是很重要的，而且一週至少有二天完全不喝酒的休肝日。

◆設定休肝日

我已說過很多次，酒之於肝臟而言是毒，連日連夜地飲酒會使肝臟受損。就算是一些很會喝酒的人，由於其肝臟的處理能力完全打開，因此肝臟非常疲累。

所以要給予肝臟適度的休息。一週至少要設定二天為完全不喝酒的休肝日，讓肝臟休息。

◆邊吃邊喝

有很多人經常喝大量酒卻不吃下酒菜，但這種喝法不僅會使胃黏膜受損，對肝臟也不好。

為了幫助分解酒的酵素的作用，要把良質蛋白質和維他命及礦物質豐富的蔬菜當成下酒菜，一邊吃一邊喝。

◆不要突然喝很多酒

先前敘述過，肝臟處理酒的能力，一小時體重一公斤，只能處理一百毫克的酒精。

因此，如果忽略肝臟處理酒精能力的界限而突然大量飲酒，不僅會成為宿醉的原因，同時，也可能會從酒精性脂肪肝變為肝硬化。

◆不要喝混酒

經常有人說，喝混酒會造成惡醉，這並無任何化學根據。

但是，喝混酒就表示喝了很多酒。所以絕對不要喝肝臟無法處理的大量酒。

喝酒時的注意事項

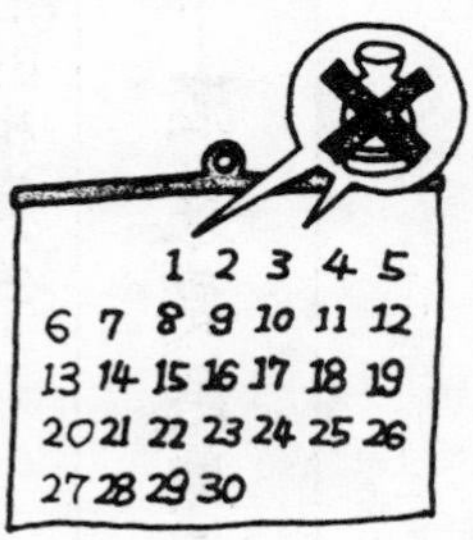

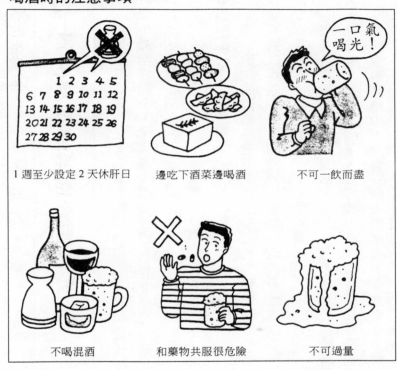

1 週至少設定 2 天休肝日

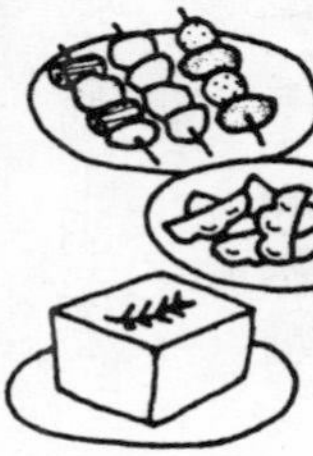

邊吃下酒菜邊喝酒

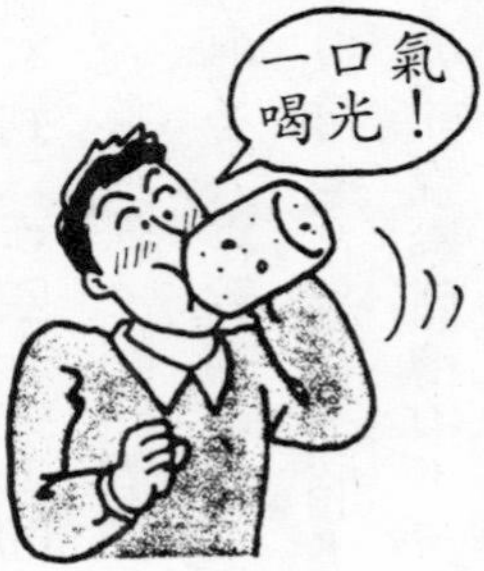

不可一飲而盡

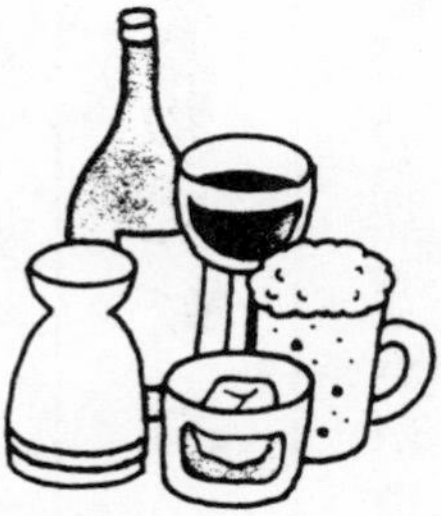

不喝混酒

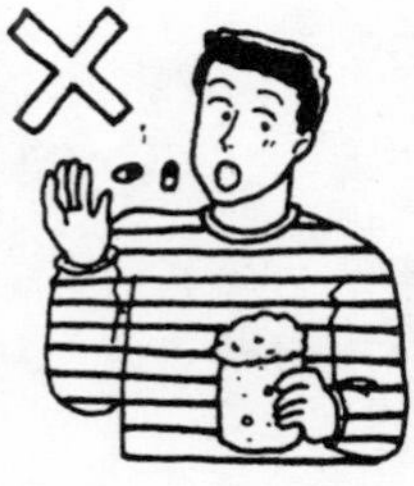

和藥物共服很危險

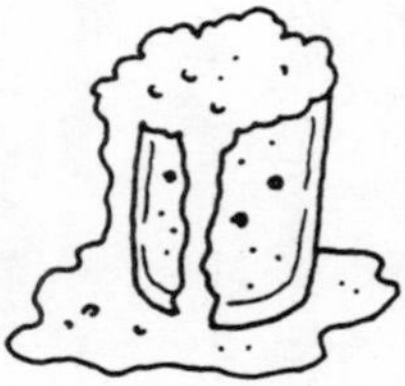

不可過量

◆不要和藥物一起服用

如果酒和感冒藥等一起服用，就會助長出血性胃炎等疾病，因此喝酒時絕對不可以服用藥物。

為避免喝酒時對肝臟造成勉強的負擔，遵守一日的適量，非常的重要。

宿醉對策　要大量補充水分、淋浴、泡溫水澡。「解醉酒」會增加肝臟的負擔，最好不要喝。

與酒的相處法④

下酒菜要選擇哪些食物比較好？

有很多飲酒者都是光喝酒不吃下酒菜的空酒型。但是要體貼肝臟，原則上喝酒時要「邊吃邊喝」。尤其要多攝取飲酒者容易缺乏的良質蛋白質以及維他命、礦物質含量較多的下酒菜。

◆酒是「空」的熱量

酒中所含的酒精熱量非常高。一公克酒精的熱量約七大卡，光喝一壺日本酒就會攝取到二百四十大卡的熱量。但是，酒並不合維他命、礦物質、蛋白質等人體所需要的營養素。因此酒是「空」的熱量。

很多人喜歡的下酒菜是鹹的食品，或是小魚乾等鹽分較高的食品。喜歡喝酒的人，以這些食品為下酒菜，會導致鹽攝取過多並且營養偏差。

先前說過酒精中不含有任何人體所需的營養素。而肝臟拚命進行酒的分解、解毒時，會大量使用原本所儲存的熱量，而導致營養缺乏的狀態。

◆一邊攝取營養一邊喝酒

肝臟在分解、解毒酒精時，最需要的就是蛋白質、維他命和礦物質。維他命是人體不可或缺的物質，喝酒者的維他命消耗量很大，因此要比普通人多攝取一些維他命，否則會增加肝臟的負擔。

關於礦物質方面也是如此，飲酒過多會把鎂和鉀一起排泄掉。因此大量飲酒的人肝臟都不好，不僅是酒精本身具有毒性，而且也是因這些營養障礙所造成的。

想要補給肝臟的營養，最重要的就是一邊吃下酒菜一邊喝酒。像烤魚或香腸等都是理想的蛋白質供給源，但是其熱量太高，所以應先將香腸烤過，以去除多餘的油脂。

此外，不要光攝取動物性蛋白質，也要吃涼拌豆腐、毛豆、煮大豆等植物性蛋白質含量豐富的下酒菜。

另外，為攝取維他命和礦物質的供給源——蔬菜及海藻類是很重要的。燙青菜、生菜沙拉、煮羊栖菜、醋漬海藻等，都是喝酒時一定要點一道的下酒菜。

◆不要喝得過多

我再說一次，酒雖是熱量很高的飲料，但並沒有蛋白質、維他命等營養價，對人體無任何幫助。曾有人說「喝米萃取劑就不需要吃飯了」，其實喝酒只能攝取到熱量，卻會缺乏重要的營養素。

要適量攝取人體所需的重要營養素，平常的飲食及喝酒的下酒菜都很重要。光是大口大口的喝高熱量的酒，飲食和下酒菜也吃很多，會造成熱量攝取過多，成為肥胖和脂肪肝的原因。若為了喝酒而減少飲食或下酒菜的攝取量，是非常愚蠢的事。為了保持營養均衡，同時也防止肥胖產生，喝酒要適可而止才行。

對肝臟好的下酒菜　含有對於醣類或脂質的代謝以及分解酒精而言必要的維他命B群較多的下酒菜比較好。例如富含維他命B_1的牛肝、雞肝、花生，維他命B_2含量較多的虱目魚、柳葉魚，葉酸較多的菠菜、煮大豆等。此外，含有良質蛋白質的豆腐，含有大量維他命C或食物纖維的蔬菜類，都要與酒一併攝取。

蜆真的對肝臟很好嗎　昔日的人認為蜆對黃疸具有療效，不過，大半是迷信。的確，蜆中含有能促進膽汁分泌的牛磺酸，但是如果想利用味噌蜆湯來奏效，則徒勞無功。攝取過多，反而會增加肝臟的負擔，需要注意。

漢方藥

聽說漢方藥對肝臟病有效？

肝臟藥中強力的明發健C等，由漢方藥材中抽出的成分配合而成的藥物並不少。此外，漢方藥中有一些藥物對慢性肝炎有效，但並不能像化學藥劑般能產生特效。

◆長期服用也能出現效果

漢方藥要長期服用才有效。這是因為漢方藥並不是治病而是提高自然治癒力及創造對疾病的抵抗力，基於東方醫學的原理而處方的藥物所致。

我們平常感冒時會服用感冒藥，胃不好時服用胃腸藥，因疾病的種類來服用藥物，但漢方則是觀察患者的體力、骨骼、體質等診斷症狀，再使用對患者身體而言最適合的漢方藥處方。

同樣是慢性肝炎，也會因患者的體力、體格、體質的不同，而給予不同的藥物。

因此，即使是同樣的漢方藥，也許對A有效，卻對B完全無效。

◆肝臟病經常使用的漢方藥

肝臟病經常使用的漢方藥如下：

①大柴胡湯合茵蔯蒿湯

適合體格壯碩者的漢方藥。有時也會單獨使用大柴胡湯，但是有黃疸等症狀時，則會再加上茵蔯和梔子。

②小柴胡湯

比使用大柴胡湯的人而言體力稍差者較適合的漢方藥。沒有便秘者可以使用。

③小柴胡湯合茵蔯五苓散

中等體力、容易浮腫、排尿較少者適合的漢方藥。

④柴胡桂枝湯

比使用小柴胡湯的人而言體力更弱些，是上腹部痛的人所適合的漢方藥。

⑤加味逍遙散

適合女性慢性肝炎患者的漢方藥。月經異常或肩膀痠痛、便秘、焦躁者也可以使用。

⑥小柴胡湯合桂枝茯苓丸料

下腹部有瘀血出現時使用的藥物。光是使用小柴胡湯也有效，但加上桂枝茯苓丸料處方效果更好。這些漢方藥都是以柴胡劑為主。柴胡劑具有解毒作用，因此可能對慢性肝炎或肝硬化、膽結石、膽囊炎、黃疸等肝臟疾病有效吧！

最近，對於東方醫學和漢方藥的關心度提高，認為漢方藥很有效。有的患者也會使用漢方藥，不過，並沒有具體資料顯示漢方藥真的對肝臟病有效。

此外，很多人認為漢方藥完全沒有副作用，但調合幾十種漢方劑會使有些人產生過敏反應。接受干擾素治療時，如果使用漢方藥會出現強烈的副作用，因此要多注意。所以，外行人絕對不要自行判斷而胡亂使用漢方藥。

漢方藥原本就是必須在漢方醫師的診斷及處方下，才能正確服用。自己任意服用反而會使疾病惡化，一定要記住這一點。

氣功　具有五千年歷史的中國健康法。東方醫學認為「氣」是一種肉眼看不到的能量。當這種能量的流通出現停滯狀態時，就是一種疾病。因此，若要促使氣的流通順暢，則要提升對付疾病的抵抗力，於是想出了體操法，亦即所謂的氣功。目前在中國的氣功流派超過二千種。

大展出版社有限公司	圖書目錄
地址：台北市北投區11204 致遠一路二段12巷1號 郵撥： 0166955～1	電話：(02) 8236031 8236033 傳眞：(02) 8272069

•法律專欄連載•電腦編號 58

台大法學院 法律學系／策劃
法律服務社／編著

①別讓您的權利睡著了1	200元
②別讓您的權利睡著了2	200元

•秘傳占卜系列•電腦編號 14

①手相術	淺野八郎著	150元
②人相術	淺野八郎著	150元
③西洋占星術	淺野八郎著	150元
④中國神奇占卜	淺野八郎著	150元
⑤夢判斷	淺野八郎著	150元
⑥前世、來世占卜	淺野八郎著	150元
⑦法國式血型學	淺野八郎著	150元
⑧靈感、符咒學	淺野八郎著	150元
⑨紙牌占卜學	淺野八郎著	150元
⑩ＥＳＰ超能力占卜	淺野八郎著	150元
⑪猶太數的秘術	淺野八郎著	150元
⑫新心理測驗	淺野八郎著	160元
⑬塔羅牌預言秘法	淺野八郎著	200元

•趣味心理講座•電腦編號 15

①性格測驗１	探索男與女	淺野八郎著	140元
②性格測驗２	透視人心奧秘	淺野八郎著	140元
③性格測驗３	發現陌生的自己	淺野八郎著	140元
④性格測驗４	發現你的真面目	淺野八郎著	140元
⑤性格測驗５	讓你們吃驚	淺野八郎著	140元
⑥性格測驗６	洞穿心理盲點	淺野八郎著	140元
⑦性格測驗７	探索對方心理	淺野八郎著	140元
⑧性格測驗８	由吃認識自己	淺野八郎著	160元

⑨性格測驗9	戀愛知多少	淺野八郎著	160元
⑩性格測驗10	由裝扮瞭解人心	淺野八郎著	160元
⑪性格測驗11	敲開內心玄機	淺野八郎著	140元
⑫性格測驗12	透視你的未來	淺野八郎著	160元
⑬血型與你的一生		淺野八郎著	160元
⑭趣味推理遊戲		淺野八郎著	160元
⑮行爲語言解析		淺野八郎著	160元

・婦 幼 天 地・電腦編號16

①八萬人減肥成果	黃靜香譯	180元
②三分鐘減肥體操	楊鴻儒譯	150元
③窈窕淑女美髮秘訣	柯素娥譯	130元
④使妳更迷人	成　玉譯	130元
⑤女性的更年期	官舒妍編譯	160元
⑥胎內育兒法	李玉瓊編譯	150元
⑦早產兒袋鼠式護理	唐岱蘭譯	200元
⑧初次懷孕與生產	婦幼天地編譯組	180元
⑨初次育兒12個月	婦幼天地編譯組	180元
⑩斷乳食與幼兒食	婦幼天地編譯組	180元
⑪培養幼兒能力與性向	婦幼天地編譯組	180元
⑫培養幼兒創造力的玩具與遊戲	婦幼天地編譯組	180元
⑬幼兒的症狀與疾病	婦幼天地編譯組	180元
⑭腿部苗條健美法	婦幼天地編譯組	180元
⑮女性腰痛別忽視	婦幼天地編譯組	150元
⑯舒展身心體操術	李玉瓊編譯	130元
⑰三分鐘臉部體操	趙薇妮著	160元
⑱生動的笑容表情術	趙薇妮著	160元
⑲心曠神怡減肥法	川津祐介著	130元
⑳內衣使妳更美麗	陳玄茹譯	130元
㉑瑜伽美姿美容	黃靜香編著	180元
㉒高雅女性裝扮學	陳珮玲譯	180元
㉓蠶糞肌膚美顏法	坂梨秀子著	160元
㉔認識妳的身體	李玉瓊譯	160元
㉕產後恢復苗條體態	居理安・芙萊喬著	200元
㉖正確護髮美容法	山崎伊久江著	180元
㉗安琪拉美姿養生學	安琪拉蘭斯博瑞著	180元
㉘女體性醫學剖析	增田豐著	220元
㉙懷孕與生產剖析	岡部綾子著	180元
㉚斷奶後的健康育兒	東城百合子著	220元
㉛引出孩子幹勁的責罵藝術	多湖輝著	170元

㉜培養孩子獨立的藝術	多湖輝著	170元
㉝子宮肌瘤與卵巢囊腫	陳秀琳編著	180元
㉞下半身減肥法	納他夏・史達賓著	180元
㉟女性自然美容法	吳雅菁編著	180元
㊱再也不發胖	池園悅太郎著	170元
㊲生男生女控制術	中垣勝裕著	220元
㊳使妳的肌膚更亮麗	楊　皓編著	170元
㊴臉部輪廓變美	芝崎義夫著	180元
㊵斑點、皺紋自己治療	高須克彌著	180元
㊶面皰自己治療	伊藤雄康著	180元
㊷隨心所欲瘦身冥想法	原久子著	180元
㊸胎兒革命	鈴木丈織著	180元
㊹NS磁氣平衡法塑造窈窕奇蹟	古屋和江著	180元
㊺享瘦從腳開始	山田陽子著	180元
㊻小改變瘦４公斤	宮本裕子著	180元

・青春天地・電腦編號17

①A血型與星座	柯素娥編譯	160元
②B血型與星座	柯素娥編譯	160元
③O血型與星座	柯素娥編譯	160元
④AB血型與星座	柯素娥編譯	120元
⑤青春期性教室	呂貴嵐編譯	130元
⑥事半功倍讀書法	王毅希編譯	150元
⑦難解數學破題	宋釗宜編譯	130元
⑧速算解題技巧	宋釗宜編譯	130元
⑨小論文寫作秘訣	林顯茂編譯	120元
⑪中學生野外遊戲	熊谷康編著	120元
⑫恐怖極短篇	柯素娥編譯	130元
⑬恐怖夜話	小毛驢編譯	130元
⑭恐怖幽默短篇	小毛驢編譯	120元
⑮黑色幽默短篇	小毛驢編譯	120元
⑯靈異怪談	小毛驢編譯	130元
⑰錯覺遊戲	小毛驢編譯	130元
⑱整人遊戲	小毛驢編著	150元
⑲有趣的超常識	柯素娥編譯	130元
⑳哦！原來如此	林慶旺編譯	130元
㉑趣味競賽100種	劉名揚編譯	120元
㉒數學謎題入門	宋釗宜編譯	150元
㉓數學謎題解析	宋釗宜編譯	150元
㉔透視男女心理	林慶旺編譯	120元

㉕少女情懷的自白	李桂蘭編譯	120元
㉖由兄弟姊妹看命運	李玉瓊編譯	130元
㉗趣味的科學魔術	林慶旺編譯	150元
㉘趣味的心理實驗室	李燕玲編譯	150元
㉙愛與性心理測驗	小毛驢編譯	130元
㉚刑案推理解謎	小毛驢編譯	130元
㉛偵探常識推理	小毛驢編譯	130元
㉜偵探常識解謎	小毛驢編譯	130元
㉝偵探推理遊戲	小毛驢編譯	130元
㉞趣味的超魔術	廖玉山編著	150元
㉟趣味的珍奇發明	柯素娥編著	150元
㊱登山用具與技巧	陳瑞菊編著	150元

・健 康 天 地・電腦編號 18

①壓力的預防與治療	柯素娥編譯	130元
②超科學氣的魔力	柯素娥編譯	130元
③尿療法治病的神奇	中尾良一著	130元
④鐵證如山的尿療法奇蹟	廖玉山譯	120元
⑤一日斷食健康法	葉慈容編譯	150元
⑥胃部強健法	陳炳崑譯	120元
⑦癌症早期檢查法	廖松濤譯	160元
⑧老人痴呆症防止法	柯素娥編譯	130元
⑨松葉汁健康飲料	陳麗芬編譯	130元
⑩揉肚臍健康法	永井秋夫著	150元
⑪過勞死、猝死的預防	卓秀貞編譯	130元
⑫高血壓治療與飲食	藤山順豐著	150元
⑬老人看護指南	柯素娥編譯	150元
⑭美容外科淺談	楊啟宏著	150元
⑮美容外科新境界	楊啟宏著	150元
⑯鹽是天然的醫生	西英司郎著	140元
⑰年輕十歲不是夢	梁瑞麟譯	200元
⑱茶料理治百病	桑野和民著	180元
⑲綠茶治病寶典	桑野和民著	150元
⑳杜仲茶養顏減肥法	西田博著	150元
㉑蜂膠驚人療效	瀨長良三郎著	180元
㉒蜂膠治百病	瀨長良三郎著	180元
㉓醫藥與生活	鄭炳全著	180元
㉔鈣長生寶典	落合敏著	180元
㉕大蒜長生寶典	木下繁太郎著	160元
㉖居家自我健康檢查	石川恭三著	160元

㉗永恒的健康人生	李秀鈴譯	200元
㉘大豆卵磷脂長生寶典	劉雪卿譯	150元
㉙芳香療法	梁艾琳譯	160元
㉚醋長生寶典	柯素娥譯	180元
㉛從星座透視健康	席拉・吉蒂斯著	180元
㉜愉悅自在保健學	野本二士夫著	160元
㉝裸睡健康法	丸山淳士等著	160元
㉞糖尿病預防與治療	藤田順豐著	180元
㉟維他命長生寶典	菅原明子著	180元
㊱維他命C新效果	鐘文訓編	150元
㊲手、腳病理按摩	堤芳朗著	160元
㊳AIDS瞭解與預防	彼得塔歇爾著	180元
㊴甲殼質殼聚糖健康法	沈永嘉譯	160元
㊵神經痛預防與治療	木下眞男著	160元
㊶室內身體鍛鍊法	陳炳崑編著	160元
㊷吃出健康藥膳	劉大器編著	180元
㊸自我指壓術	蘇燕謀編著	160元
㊹紅蘿蔔汁斷食療法	李玉瓊編著	150元
㊺洗心術健康秘法	竺翠萍編譯	170元
㊻枇杷葉健康療法	柯素娥編譯	180元
㊼抗衰血癒	楊啟宏著	180元
㊽與癌搏鬥記	逸見政孝著	180元
㊾冬蟲夏草長生寶典	高橋義博著	170元
㊿痔瘡・大腸疾病先端療法	宮島伸宜著	180元
51膠布治癒頑固慢性病	加瀨建造著	180元
52芝麻神奇健康法	小林貞作著	170元
53香煙能防止癡呆？	高田明和著	180元
54穀菜食治癌療法	佐藤成志著	180元
55貼藥健康法	松原英多著	180元
56克服癌症調和道呼吸法	帶津良一著	180元
57Ｂ型肝炎預防與治療	野村喜重郎著	180元
58青春永駐養生導引術	早島正雄著	180元
59改變呼吸法創造健康	原久子著	180元
60荷爾蒙平衡養生秘訣	出村博著	180元
61水美肌健康法	井戶勝富著	170元
62認識食物掌握健康	廖梅珠編著	170元
63痛風劇痛消除法	鈴木吉彥著	180元
64酸莖菌驚人療效	上田明彥著	180元
65大豆卵磷脂治現代病	神津健一著	200元
66時辰療法──危險時刻凌晨4時	呂建強等著	180元
67自然治癒力提升法	帶津良一著	180元

⑥⑧巧妙的氣保健法	藤平墨子著	180元
⑥⑨治癒C型肝炎	熊田博光著	180元
⑦⓪肝臟病預防與治療	劉名揚編著	180元
⑦①腰痛平衡療法	荒井政信著	180元
⑦②根治多汗症、狐臭	稻葉益巳著	220元
⑦③40歲以後的骨質疏鬆症	沈永嘉譯	180元
⑦④認識中藥	松下一成著	180元
⑦⑤認識氣的科學	佐佐木茂美著	180元
⑦⑥我戰勝了癌症	安田伸著	180元
⑦⑦斑點是身心的危險信號	中野進著	180元
⑦⑧艾波拉病毒大震撼	玉川重德著	180元
⑦⑨重新還我黑髮	桑名隆一郎著	180元
⑧⓪身體節律與健康	林博史著	180元
⑧①生薑治萬病	石原結實著	180元
⑧②靈芝治百病	陳瑞東著	180元
⑧③木炭驚人的威力	大槻彰著	200元
⑧④認識活性氧	井土貴司著	180元
⑧⑤深海鮫治百病	廖玉山編著	180元
⑧⑥神奇的蜂王乳	井上丹治著	180元

•實用女性學講座• 電腦編號 19

①解讀女性內心世界	島田一男著	150元
②塑造成熟的女性	島田一男著	150元
③女性整體裝扮學	黃靜香編著	180元
④女性應對禮儀	黃靜香編著	180元
⑤女性婚前必修	小野十傳著	200元
⑥徹底瞭解女人	田口二州著	180元
⑦拆穿女性謊言88招	島田一男著	200元
⑧解讀女人心	島田一男著	200元
⑨俘獲女性絕招	志賀貢著	200元

•校 園 系 列• 電腦編號 20

①讀書集中術	多湖輝著	150元
②應考的訣竅	多湖輝著	150元
③輕鬆讀書贏得聯考	多湖輝著	150元
④讀書記憶秘訣	多湖輝著	150元
⑤視力恢復!超速讀術	江錦雲譯	180元
⑥讀書36計	黃柏松編著	180元
⑦驚人的速讀術	鐘文訓編著	170元

⑧學生課業輔導良方　多湖輝著　180元
⑨超速讀超記憶法　廖松濤編著　180元
⑩速算解題技巧　宋釗宜編著　200元
⑪看圖學英文　陳炳崑編著　200元

・實用心理學講座・電腦編號 21

①拆穿欺騙伎倆　多湖輝著　140元
②創造好構想　多湖輝著　140元
③面對面心理術　多湖輝著　160元
④偽裝心理術　多湖輝著　140元
⑤透視人性弱點　多湖輝著　140元
⑥自我表現術　多湖輝著　180元
⑦不可思議的人性心理　多湖輝著　180元
⑧催眠術入門　多湖輝著　150元
⑨責罵部屬的藝術　多湖輝著　150元
⑩精神力　多湖輝著　150元
⑪厚黑說服術　多湖輝著　150元
⑫集中力　多湖輝著　150元
⑬構想力　多湖輝著　150元
⑭深層心理術　多湖輝著　160元
⑮深層語言術　多湖輝著　160元
⑯深層說服術　多湖輝著　180元
⑰掌握潛在心理　多湖輝著　160元
⑱洞悉心理陷阱　多湖輝著　180元
⑲解讀金錢心理　多湖輝著　180元
⑳拆穿語言圈套　多湖輝著　180元
㉑語言的內心玄機　多湖輝著　180元
㉒積極力　多湖輝著　180元

・超現實心理講座・電腦編號 22

①超意識覺醒法　詹蔚芬編譯　130元
②護摩秘法與人生　劉名揚編譯　130元
③秘法！超級仙術入門　陸　明譯　150元
④給地球人的訊息　柯素娥編著　150元
⑤密教的神通力　劉名揚編著　130元
⑥神秘奇妙的世界　平川陽一著　180元
⑦地球文明的超革命　吳秋嬌譯　200元
⑧力量石的秘密　吳秋嬌譯　180元
⑨超能力的靈異世界　馬小莉譯　200元

⑩逃離地球毀滅的命運	吳秋嬌譯	200元
⑪宇宙與地球終結之謎	南山宏著	200元
⑫驚世奇功揭秘	傅起鳳著	200元
⑬啟發身心潛力心象訓練法	栗田昌裕著	180元
⑭仙道術遁甲法	高藤聰一郎著	220元
⑮神通力的秘密	中岡俊哉著	180元
⑯仙人成仙術	高藤聰一郎著	200元
⑰仙道符咒氣功法	高藤聰一郎著	220元
⑱仙道風水術尋龍法	高藤聰一郎著	200元
⑲仙道奇蹟超幻像	高藤聰一郎著	200元
⑳仙道鍊金術房中法	高藤聰一郎著	200元
㉑奇蹟超醫療治癒難病	深野一幸著	220元
㉒揭開月球的神秘力量	超科學研究會	180元
㉓西藏密教奧義	高藤聰一郎著	250元
㉔改變你的夢術入門	高藤聰一郎著	250元

・養生保健・電腦編號 23

①醫療養生氣功	黃孝寬著	250元
②中國氣功圖譜	余功保著	230元
③少林醫療氣功精粹	井玉蘭著	250元
④龍形實用氣功	吳大才等著	220元
⑤魚戲增視強身氣功	宮　嬰著	220元
⑥嚴新氣功	前新培金著	250元
⑦道家玄牝氣功	張　章著	200元
⑧仙家秘傳袪病功	李遠國著	160元
⑨少林十大健身功	秦慶豐著	180元
⑩中國自控氣功	張明武著	250元
⑪醫療防癌氣功	黃孝寬著	250元
⑫醫療強身氣功	黃孝寬著	250元
⑬醫療點穴氣功	黃孝寬著	250元
⑭中國八卦如意功	趙維漢著	180元
⑮正宗馬禮堂養氣功	馬禮堂著	420元
⑯秘傳道家筋經內丹功	王慶餘著	280元
⑰三元開慧功	辛桂林著	250元
⑱防癌治癌新氣功	郭　林著	180元
⑲禪定與佛家氣功修煉	劉天君著	200元
⑳顛倒之術	梅自強著	360元
㉑簡明氣功辭典	吳家駿編	360元
㉒八卦三合功	張全亮著	230元
㉓朱砂掌健身養生功	楊　永著	250元

國家圖書館出版品預行編目資料

肝臟病安心治療／上野幸久監著；杜秀卿編譯
——初版——臺北市，大展，民 87
面；　　公分——(家庭醫學保健；23)
譯自：安心して治す肝臟病
ISBM 957-557-794-9 (平裝)
1. 肝、疾病
415.53　　87000737

ANSHINSHITE NAOSU KANZOUBYOU

Originally published in Japan by IKEDA SHOTEN PUBLISHING CO.,LTD
in 1994. Chinese translation rights arranged through
KEIO CULTURAL ENTERPRISE CO., LTD in 1996

版權仲介：京王文化事業有限公司

肝臟病安心治療

ISBN 957-557-794-9

監 著 者／上 野 幸 久
編 譯 者／杜　秀　卿
發 行 人／蔡　森　明
出 版 者／大展出版社有限公司
社　　址／台北市北投區（石牌）致遠一路 2 段 12 巷 1 號
電　　話／(02) 28236031・28236033
傳　　真／(02) 28272069
郵政劃撥／0166955—1
登 記 證／局版臺業字第 2171 號
承 印 者／國順圖書印刷公司
裝　　訂／嶸興裝訂有限公司
排 版 者／千兵企業有限公司
電　　話／(02) 28812643
初版 1 刷／1998 年（民 87 年）2 月

定　　價／220 元

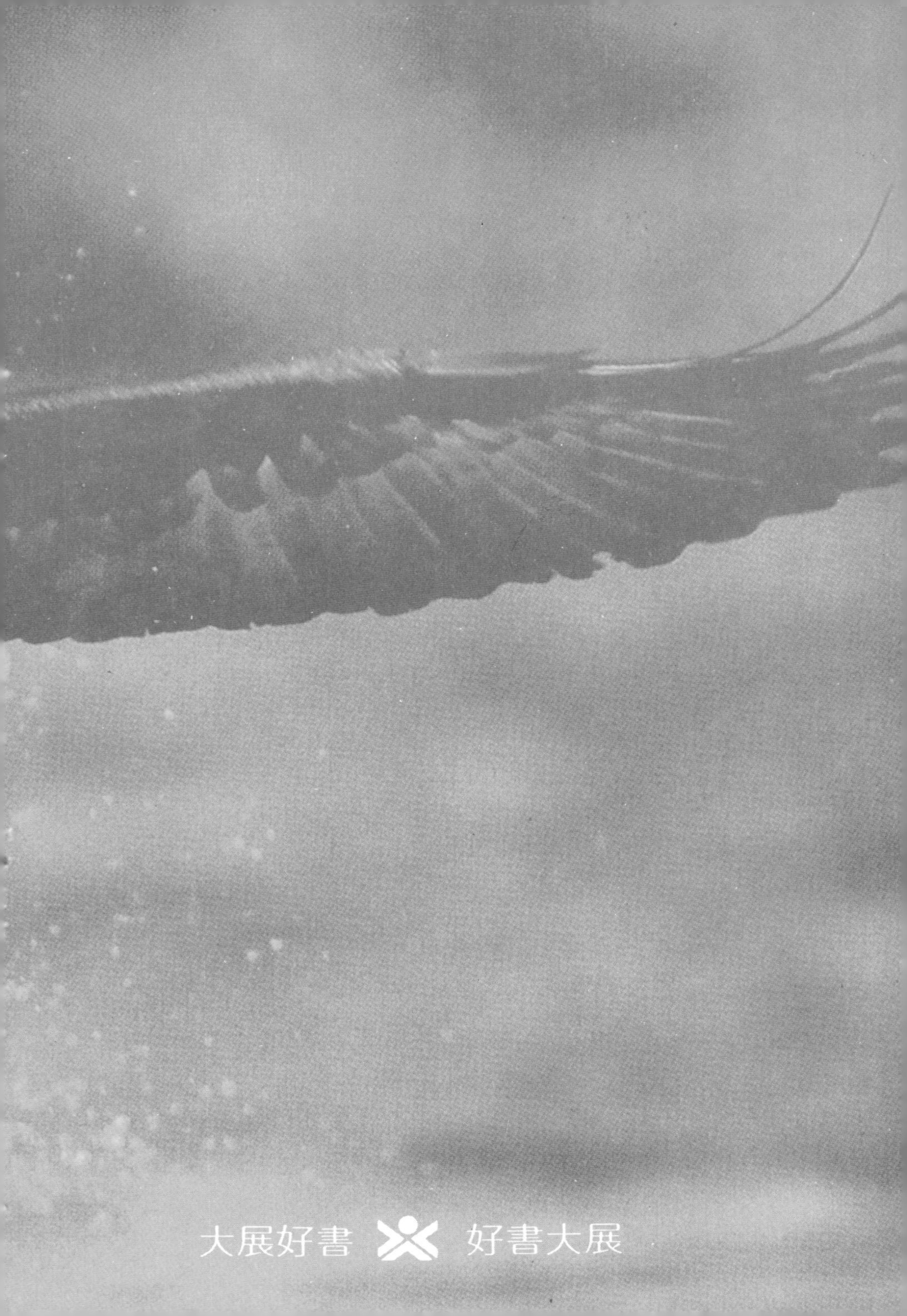
大展好書 好書大展